Bewegte Begegnungsstunden

für Menschen mit Demenz

Das vorliegende Buch wurde sorgfältig erarbeitet. Dennoch erfolgen alle Angaben ohne Gewähr. Weder die Autorinnenen noch der Verlag können für eventuelle Nachteile oder Schäden, die aus dem vorliegenden Buch resultieren, Haftung übernehmen.

Hinweis: Diese Veröffentlichung ist aus Gründen der besseren Lesbarkeit in der männlichen Sprachform abgefasst. Selbstverständlich sind immer sowohl Übungsleiter und Übungsleiterinnen oder Teilnehmer und Teilnehmerinnen gemeint.

WO SPORT SPASS MACHT

Bewegte Begegnungsstunden

für Menschen mit Demenz

Marianne Eisenburger | Thesi Zak

Meyer & Meyer Verlag

Papier aus nachweislich umweltverträglicher Forstwirtschaft.
Garantiert nicht aus abgeholzten Urwäldern!

Bewegte Begegnungsstunden
für Menschen mit Demenz

Bibliografische Information der Deutschen Nationalbibliothek
Die Deutsche Nationalbibliothek verzeichnet diese Publikation in der Deutschen Nationalbibliografie; detaillierte bibliografische Details sind im Internet über <http://dnb.d-nb.de> abrufbar.

Auckland, Beirut, Budapest, Cairo, Cape Town, Dubai, Hägendorf,
Indianapolis, Maidenhead, Singapore, Sydney, Tehran, Wien
Member of the World Sport Publishers' Association (WSPA)
Druck und Bindung: B.O.S.S Druck und Medien GmbH
ISBN 978-3-89899-784-3
E-Mail: verlag@m-m-sports.com
www.dersportverlag.de

„Ich denke, also bin ich."
(Descartes)

Ich denke nicht mehr – und bin doch."
(Eisenburger & Zak)

demenz
bewegen

Inhalt

VORWORT

Es war am Wiener Alzheimertag 2011, als ich erstmals auf die von Thesi Zak vorgestellte Motogeragogik aufmerksam wurde. Bei ihrer Darstellung und zudem bei dem Film, den sie präsentierte, erinnerte ich mich daran, dass ich etwa vor 10 Jahren bei einem Kongress in Graz dem Vortrag eines – ich vermute Motopädagogen, der sich auch mit alten Menschen, speziell Demenzkranken, befasste – ebenso aufmerksam gelauscht hatte und davon fasziniert war, wie es diesem Mann gelang, mit einer praktischen Übung vor 150 Kongressteilnehmern etliche von ihnen mit einzubeziehen. Die Ausführungen und vor allem die praktische Anwendung von Motogeragogik von Frau Zak am genannten Wiener Alzheimertag beeindruckte mich mindestens ebenso sehr und aktivierte auch diese meine Erinnerung.

Als Frau Zak mich kürzlich fragte und ersuchte, ein Vorwort zu diesem Buch zu schreiben, habe ich spontan zugesagt, wiewohl ich bekennen muss, dass ich von Motogeragogik wenig bis nichts verstehe. Ich habe diesen Einwand auch vorgebracht, aber die Antwort war einleuchtend und aufmunternd: „Das mag sein, aber dafür verstehen Sie eben viel von Menschen mit Demenz."

Was sicher stimmt, ist, dass es mir große Freude bereitet, alte Menschen, insbesonders Demenzkranke, bei motogeragogischen Übungen zu betrachten, zu sehen, wie viel Freude und Bewegung in diese Menschen kommt. Noch exakter formuliert: Wie sehr die Motogeragogik auch die von Demenz betroffenen Menschen, die in ihnen vorhandene Freude, Lust am Spiel und an der Bewegung geradezu aufweckt. Ich finde es tatsächlich beeindruckend, was hier mit den Mitteln der Motogeragogik möglich ist und gestehe gerne, dass sich die bei den alten Menschen oft wahrnehmbar entwickelnde Freude auch auf mich überträgt.

Hier bin ich wieder bei meinem Grazer Erlebnis gelandet, bei dem es einem etwa 70-jährigen Mann, eben dem Vortragenden der Motopädagogik bzw. Motogeragogik, binnen Minuten gelang, mit einigen kleinen, bunten Bällen und auch zwei größeren einen halben Saal, wenn nicht den ganzen, mit zahlreichen Zuhörern und Zusehern, wie oben bereits erwähnt, in Bewegung zu bringen. Und darüber hinaus auch – und das ist mir ganz besonders wichtig – brachte er auch das Zwerchfell etlicher Zuhörer in Bewegung, mit anderen Worten, er brachte zahlreiche Kongressteilnehmer zum Lachen oder zumindest zum Lächeln. Das ist nicht einfach, bei einem Kongress, im Gegenteil, es ist heikel und umso feiner, wenn es gelingt. Und ebenso ist es bei einer Runde von alten Menschen mit und auch ohne Demenz nicht einfach, aber fein, wenn es gelingt.

Es ist auch alles andere als einfach, mit Demenzkranken in Kontakt, ja sogar in Beziehung zu treten, Aktivierung zu gestalten, Konzentration und Fokussierung zu fördern, gezielte Bewegung wieder zu ermöglichen. Das ist alles schwierig, jedoch möglich und es ist auch wichtig und auch richtig.

Aber aus meiner Sicht das Schönste ist es, ein Lächeln, ein Lachen zu ermöglichen.

Motogeragogik ist kein einfaches Wort, aber dafür ein großartiger Zugang zu Menschen.

Ich bedanke mich für diese ehrenvolle Aufgabe, das Vorwort dieses Buches schreiben zu dürfen und wünsche der Motogeragogik auf ihrem weiteren bewegten Weg viel Freude und Erfolg!

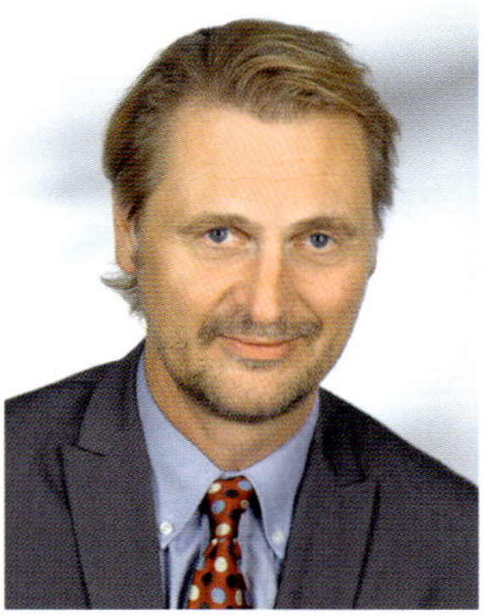

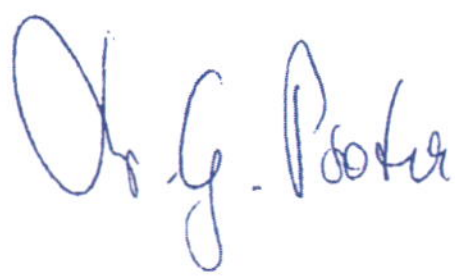

Chefarzt Prim. Dr. Georg Psota
Psychosoziale Dienste in Wien
Modecenterstraße 14/B/4.OG
A-1030 Wien

EINLEITUNG

Vor mir sitzen 11 Menschen.

Nicht erwartungsvoll und aufgerichtet, mit einem Lächeln im Blick, mir zugewandt. Nein. In sich zusammengesunken, mit hängenden Köpfen. Manche sitzen im Rollstuhl, manche schief im Sessel. Keiner blickt mich an. Frau Schneider nestelt an ihrem Rock, Herr Meier brabbelt Unverständliches vor sich hin. Ansonsten: Stille.

Hier sind Menschen versammelt, die ganz in sich zurückgezogen sind. Sie scheinen keine Kraft mehr zu haben. Ich dagegen stehe auf der anderen Seite: voller Energie und Tatendrang. Zwei Welten. Wie können sie sich treffen? Soll ich auf ihr Energieniveau gehen? Dann allerdings verliere auch ich die Kraft und es wird mir kaum gelingen, sie zu bewegen. Oder soll ich versuchen, sie in meine Welt zu holen? Ich gebe meine ganze Energie her und kann sie trotzdem kaum erreichen. So komme ich zu keiner Lösung. Die Frage muss anders gestellt werden – nämlich so: Wie bringe ich meine Energie ein, damit sie ihre eigene wieder entdecken? Und nutzen. Wieder wach werden, herauskommen aus der tiefen Versunkenheit. Und sich lebendig und präsent fühlen.

Das Zauberwort ist „Beziehung“: Nur wenn ich es schaffe, den anderen Menschen zu erreichen und eine Beziehung aufzubauen, kann dieser aus seinem Tief herausfinden. Es geht um einen „Brückenschlag“, der meine Energie mit seiner verbindet. Ich muss den ersten Schritt gehen und den Anfang machen – er ist dazu (zunächst) wenig in der Lage. Und im Laufe einer Stunde muss ich immer wieder neu beginnen, wenn ich merke, der Mensch sinkt wieder in sich zurück. Das heißt nicht, es gäbe keine Pausen. Pausen sind notwendig und gut, nur sind „Ausruhen“ und „Versinken“ ganz verschiedene Dinge:

Beim Ausruhen nehme ich immer noch Anteil und bin dabei, beim Versinken wende ich mich innerlich ab und verschließe mich.

Die schönsten Übungen, die buntesten Bilder, die interessantesten Materialien – sie alle nützen nichts, wenn ich die Menschen nicht erreiche. Wenn ich sie nicht berühre – in mehrfachem Sinn. Sprachlich und fühlbar, die Sinne und die Seele, den Körper und das Herz. Ich muss meine Stunde so gestalten, dass die Menschen wach werden, dass sie „da" sind und im Dasein: „Tun." Und das erleben können, was für uns alle „Lebenselexier"[1] ist.

Es gibt mittlerweile viele Bücher mit wunderbaren Anregungen, Aufgaben und Übungen. Dieses hier soll ein weiteres werden. Aber vor allem soll es zeigen, **wie** man es machen kann. Wie man die Menschen dazu bringen kann, selbstständig etwas auszuprobieren, sich zu spüren, den ganzen Körper zu bewegen – und zu lachen, zu tun.

[1] Wir werden noch beschreiben, was wir damit meinen.

Drei Dinge sind wichtig:

- **Begegnung:** Individuelle Zuwendung, intensive, persönliche, unmittelbare Beziehung. Und zwar nicht nur einmal zu Beginn der Stunde, sondern immer wieder zwischendurch. Für Menschen mit Demenz sind die Begegnungen oft jedes Mal neu, auch wenn in der realen Welt gerade mal fünf Minuten vergangen sind. Jeder Teilnehmer ist wertvoll, jeder ist wichtig. Dann ist es (fast) gleichgültig, welches Material ich verwende.

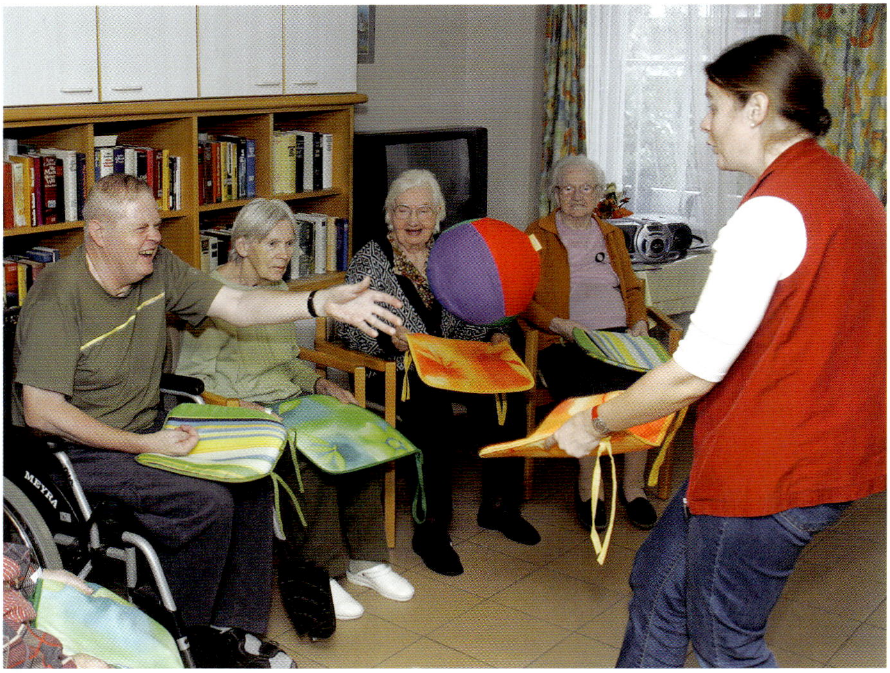

Begegnung

- **Zeit:** Eintauchen in die Langsamkeit. Es dauert lange, bis ein Wort sich den Weg gebahnt hat, bis ein Signal angekommen ist. Und es dauert lange, bis eine Reaktion erfolgen kann, bis ein Gedanke vom Kopf wieder zurück in die Muskeln gewandert ist. *„Nicht, dass ich nichts zu sagen hätte, es geht nur alles viel zu schnell – und schwupps, ist der Ansprechpartner schon wieder weg."* Diese Aussage einer Bewohnerin gibt zu denken. Wollen wir eine Begegnung auf Augenhöhe, müssen wir den Menschen diese Zeit in Ruhe zugestehen. Keine leichte Aufgabe für uns. **Wir** müssen in unserem Alltag schnell sein, damit wir ihn meistern können – und nun müssen wir umschalten.

- **Sprache:** Sprache beeinflusst das Miteinander der Menschen. Die gesprochene Sprache wird immer begleitet von nonverbalen Signalen, von Sprachmelodie, deren Rhythmik und Takt, von Gestik und Mimik.

  Jede Wortwahl ist immer auch untermalt von einem bestimmten Tonfall und signalisiert etwas Bestimmtes: Gebe ich eine Anweisung, dann sollen die anderen sie befolgen und es signalisiert ihnen: Da ist „der Bestimmer" und wir sind die Ausführenden. Der Ton ist automatisch eher direkt. Es ist eine Kommunikation auf verschiedenen Ebenen.

  Gebe ich dagegen eine Anregung, einen Impuls, gebe zwar auch ich ihn, lasse ihnen aber die Freiheit, es auf ihre Weise zu machen oder eben auch gar nicht. Der Ton ist automatisch eher offen. Es ist eine Kommunikation auf einer gleichwertigen Ebene. *Es ist ein Unterschied, ob ich sage: „Falten Sie jetzt bitte das Tuch." Oder ob ich sage: „Ich lade Sie ein, zu probieren, wie Sie das Tuch falten können."*

  Wir müssen lernen, achtsam und bewusst mit unserer Sprache umzugehen und den Menschen mit Demenz klar und eindeutig, aber getragen von wertschätzender Freundlichkeit, begegnen.

  Ab einem gewissen Grad der Krankheit nützt die Sprache nichts mehr. Die Impulse können nicht verstanden und umgesetzt werden. Dann greifen Sprachmelodie und Tonfall, unterstützt von nonverbalen Signalen des Körpers.

„Stellen Sie sich vor, in einer Ihnen unbekannten Sprache scheint ein Mensch etwas von Ihnen zu wollen. Aufgrund des Tonfalls und der Mimik verstehen Sie, dass es nichts ‚Feindliches' ist – zeigt er Ihnen auch noch durch den Körper, was er will, verstehen Sie wirklich und können reagieren."

Auch der „Appellcharakter" der Materialien wirkt und die Menschen machen das, was ihnen spontan einfällt. Und das sieht anders aus, je nachdem, welches Material Sie verwenden; ob Lineal oder Badeschwamm – es ruft andere Umgangsweisen und damit andere Bewegungsmuster hervor. Vorausgesetzt, die Menschen befinden sich in einem Klima der heiteren Gelassenheit und der Wertschätzung, in dem alles, aber auch alles, was sie machen, gespiegelt wird als erfolgreiches, wunderbares Tun.

Dann können sie erleben: „Ich kann etwas. Ich bin lebendig." Und wenn man etwas tut, wenn man sich bewegt, laufen die vielschichtigen Prozesse ab, die jeder Mensch braucht, um lebendig zu bleiben. Wir Menschen sind notwendig darauf angewiesen, dass diese Funktionen „angefordert" werden. Weil sie sonst unweigerlich noch weiter abbauen. „Was nicht gebraucht wird, verkümmert" – dieses (biologische) Funktionsgesetz ist unerbittlich.[2]

Bei Menschen mit Demenz ist die „Ausgangsbasis" noch geringer – umso schwerer wiegen Schäden, umso mehr wirken sich Abbauprozesse aus. Aber andererseits – **wenn** sie sich bewegen, sind die Auswirkungen sichtbar und bedeutsam: In sich gesunkene Rücken, leblose Minen, starre Blicke werden lebendig.

Wir müssen lernen, kleine Zeichen zu lesen, denn es sind nicht mehr die großen, lauten Sensationen, die ins Auge fallen. Aber ein Lächeln, das über die Züge huscht, ein intensiver Blick, ein Fuß, der im Takt mitwippt – das sind die Signale: Die Menschen sind da.

Nun zurück zur Ausgangsfrage: Wie schaffe ich es, diese leblos wirkenden Menschen zu bewegen?

Der motogeragogische Leitsatz: Es kommt nicht nur darauf an, **was** wir machen, sondern auch darauf, **wie** wir es machen. Das **Wie** soll nun mit Leben gefüllt werden. Das Wichtigste – und oft zunächst das Schwierigste – ist, mit den Menschen in Beziehung zu gehen und in Beziehung zu bleiben. Menschen mit Demenz brauchen eine andere Art der Ansprache, als wir es gewohnt sind. Wir müssen sie immer wieder unmittelbar und persönlich ansprechen, sie individuell einbeziehen auf einer Ebene, die sie „mit dem

---

2 Zusammenfassend nachzulesen bei: Eisenburger, M. (2004) Psychomotorik im Alter. In H. Köckenberger & R. Hammer, *Psychomotorik – Ansätze und Arbeitsfelder. Ein Lehrbuch. (S. 531-571)*. Dortmund: verlag modernes Lernen.

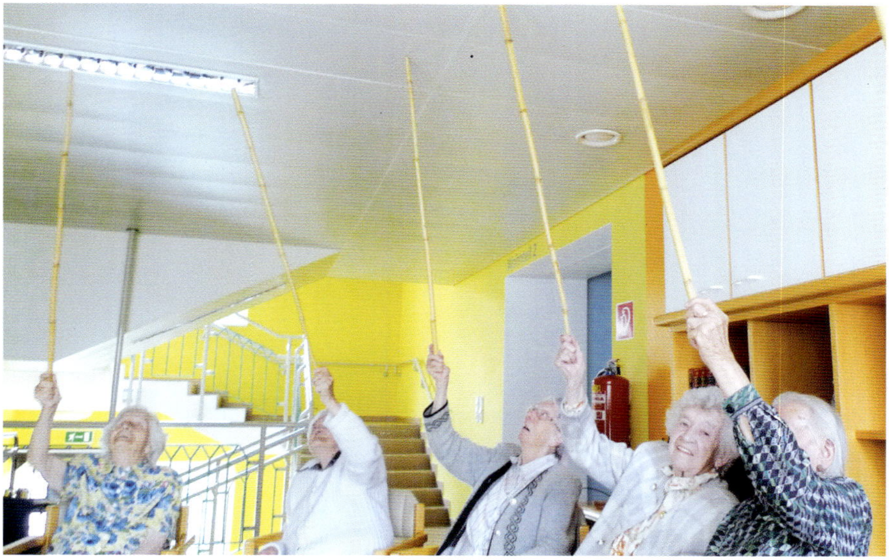

Aufblühen

Herzen" verstehen, auch wenn der Verstand schwindet. Die Wertschätzung und Wärme, mit denen wir ihnen begegnen, lassen die Menschen aufblühen.

Dieses Buch bietet viele Ideen und Anregungen. Aber es kommt uns auch darauf an, deutlich zu machen, **wie** eine motogeragogische Bewegungsstunde aussieht. Und wie man die Menschen dazu verlockt, selbst tätig zu werden. Denn dann werden Körper, Geist und Seele gleichermaßen berührt – und bewegt.

KAPITEL 1

Kapitel 1

UM WAS ES UNS GEHT: MOTOGERAGOGIK[3]

Wer kennt das nicht?

Die Zufriedenheit, die uns erfüllt, wenn wir etwas getan haben,
der Stolz, der uns stärkt, wenn wir etwas geschafft haben, die Freude darüber, wenn etwas gelungen ist,

die Lebendigkeit, die wir in uns spüren, wenn wir gerochen, gefühlt, geschmeckt haben.

Aber auch diese guten Gefühle, die tief innen aus dem eigenen Tun erwachsen sind, werden schal, wenn unser Handeln nicht von anderen Menschen wertgeschätzt wird.

Wir sind stolz auf unser Werk – aber frustriert, wenn es niemand bemerkt.

Wir sind zufrieden mit dem, was wir gerade tun – aber enttäuscht, wenn es nicht gewürdigt wird.

Positive Gefühle zu erleben, sind Bausteine eines guten Daseins. Immer. In jedem Lebensalter.

Und auch, wenn der Geist schwindet.

Es ist nämlich ein Gefühl, kein Gedanke.

---

[3] „Moto" von Motorik, „Geragogik" = Alterspädagogik.

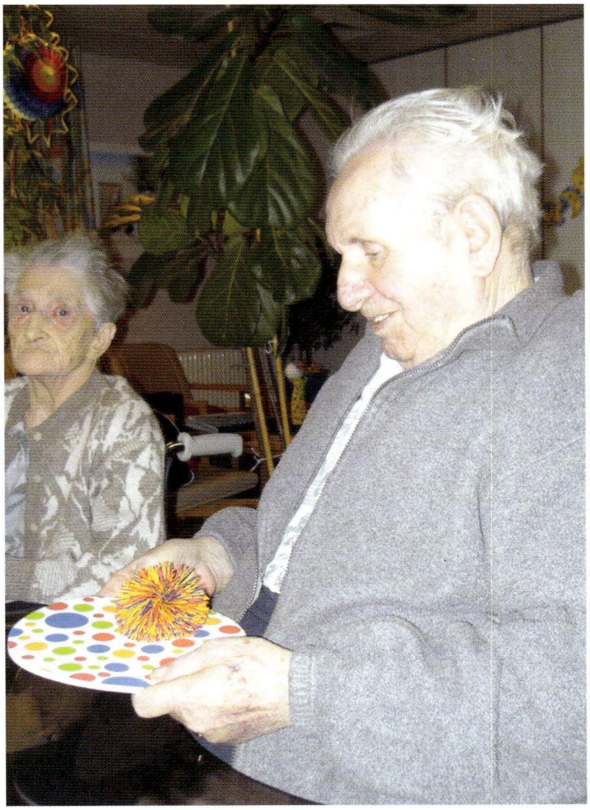

Stolz

Menschen mit Demenz verlieren zwar ihr Gedächtnis mehr und mehr, das Denken wird verworrener – aber die Gefühle bleiben. Unmittelbar und unverfälscht. Und sie brauchen, damit es ihnen gut geht, auch gute Gefühle.

Aber sie erleben sie immer seltener. Ja, mehr noch – sie erleben das Gegenteil.

Im vernünftigen erwachsenen Leben „funktionieren" Menschen mit Demenz nicht mehr. Was sie tun, wird oft abgewehrt, zumindest belächelt und nicht ernst genommen. Was sie sagen, wird nicht verstanden und was sie wollen, erst recht nicht. Wie können sie dann zufrieden und stolz sein? Auf was? Alles, was sie tun oder sagen, wird verächtlich gemacht. Zurück bleibt tiefste Verunsicherung. Ein schlechtes Gefühl. Schlechte Gefühle wirken sich auf das Selbstbewusstsein aus, auf das Gefühl, etwas wert zu sein, etwas zu können, gemocht zu werden.[4]

Menschen mit Demenz erleben sehr oft diese schlechten Gefühle. Und sie haben aufgrund der Krankheit keine Möglichkeit mehr, sie kraft des Denkens zu sortieren, abzuschwächen, zu relativieren. Die Auswirkungen sind viel unmittelbarer und tiefer als bei Gesunden.

---

4 Zum Verstehen von Menschen mit Demenz: Eisenburger, M. (2012) *Menschen mit Demenz verstehen. Bewegung baut Brücken.* Vincentz.

Habe ich voll kreativen Schaffensdrangs bunte Blumen zu einem wunderbaren Gesteck gebunden, ernte ich Lob. Habe ich sie aber geköpft und mich gefreut, wie sie zu Boden gefallen sind, ernte ich Schelte. Habe ich Kleider für meine Kinder genäht, wurde ich bewundert. Habe ich aber das bunte Tischtuch sorgfältig zerschnitten, wurde ich getadelt. Habe ich die Familie sicher über die Hungerzeit gebracht, waren alle stolz auf mich. Habe ich aber Brot in meinem Nachttisch vorsorglich versteckt, schimpfen alle mit mir. Warum? Ich verstehe die Welt nicht mehr.

Wir Gesunden können nie wissen, was in den Köpfen der demenzkranken Menschen vor sich geht. Mit welchen Bildern sie das tun, was sie gerade tun. Sie können es uns nicht sagen. Sie wähnen sich bei der damaligen „guten" Tätigkeit – nur diesmal reagiert die Umwelt mit Abwehr. Die Folge ist immer größer werdende Unsicherheit, immer weniger Selbstvertrauen, immer mehr Scham, immer mehr Rückzug in Bewegungslosigkeit. Und immer seltener werden die guten Gefühle. Immer seltener das Wohlfühlen.

Es liegt an uns, ihnen die guten Gefühle zurückzugeben. Wir können Anregungen anbieten, damit sie etwas tun können – und dieses dann entsprechend wertschätzend zurückspiegeln. Und dann erleben sie wieder Freude und Wohlgefühl, Genuss und Geborgenheit. Und dann eröffnen sich unendlich viele Erfahrungen. Und zwar nicht auf einer rationalen Ebene, sondern auf einer leiblichen, „vorbewussten" Ebene.

Ich spüre meine Hände und Arme, wenn ich einen Ball fange, ich sehe ihn und fühle sein Gewicht und seine Oberfläche. Mein Gehirn koordiniert die Bewegungen, sodass ich die Arme und nicht die Beine bewege, mein Gedächtnis kramt in alten Mustern und findet dort „fangen und werfen" und setzt es automatisch ein. Meine Muskeln und Gelenke bewegen sich, meine Sinne funktionieren. Eine unendliche Vielzahl von Prozessen läuft gleichzeitig ab: Mein Körper ist in Bewegung.

Aber da ist auch ein anderer Mensch, der mir den Ball zuwirft. Er ist nett und ich bin nicht allein. Ein Lächeln wärmt mir das Herz. Da sind auch noch andere Menschen um mich herum, das Lachen steckt an. Und da sind ganz verschiedene Bälle, die mir zugeworfen werden: mal ein kleiner, stacheliger, mal ein großer, glatter, mal gar kein Ball, sondern ein Kuscheltier. Alles fühlt sich anders an und braucht andere Wurftechniken.

Es ist interessant und lebendig. ***Ich*** *bin lebendig.*[5]

Und so wird deutlich, um was es geht: Damit es uns gut geht, müssen wir mit uns selbst und unserem Körper, eingebunden in unser soziales Netzwerk, mit der Umwelt, in der wir leben, möglichst gut zurechtkommen. Das muss man immer, solange man lebt. Aber je besser es gelingt, umso besser geht es uns und umso wohler fühlen wir uns. Und können die jeweils gestellten Aufgaben lösen. Wir sind selbstständig und unabhängig, fühlen uns nicht den Lebenswidrigkeiten hilflos ausgeliefert und sind überzeugt davon, dass es schon das Richtige ist, was wir tun. Wir können achtsam und verantwortungsvoll mit uns und der Umwelt umgehen. Ideale Ziele – in jeder Lebensspanne. Für ein Kindergartenkind wie für einen Erwachsenen. Und für einen Menschen mit Demenz auch.

Genau das sind die Grundprinzipien der Psychomotorik. Sie will dazu beitragen, dass jeder Mensch genügend Kompetenzen und Ressourcen besitzt, seine individuellen Aufgaben zu bewältigen, sein Leben zu meistern. Unser Medium ist die Bewegung. Durch Bewegung kommen wir in Kontakt mit dem ganzen Menschen, mit Körper, Geist und Seele.

In Bezug auf die Lebensspanne Alter wurde das *Konzept Motogeragogik* entwickelt, das sich gezielt auf die Bedürfnisse älterer und alter Menschen bezieht. In den Bewegungsstunden wollen wir die Fähigkeiten stärken, die

- auf die **Person** bezogen sind **(Ichkompetenz)**,
- auf ihre Eingebundenheit in ihr **soziales Netzwerk** wirken **(Sozialkompetenz)**,
- auf ihr Zurechtfinden in der **Umwelt** abzielen **(Sachkompetenz)**.

Ein vielfältiges Angebot strukturiert die Praxis [6].

---

[5] Wobei wir uns natürlich im Klaren sind, dass im normalen Heimalltag solche Erfahrungen meist nur in „Extrastunden" möglich sind. Aber viele Äußerungen den Pflegekräfte bestätigen, dass zumindest eine Weile nach den Stunden die Bewohner aktiver und wacher seien.

[6] Nachzulesen bei: Eisenburger, M. (2005) *„Zuerst muss die Seele bewegt werden." Psychomotorik* im *Pflegeheim. Ein theoriegeleitetes Praxisbuch.* verlag modernes lernen.
Eisenburger, M., Gstöttner, E. & Zak, Th. (2008) *In Bewegungsrunden aktivieren.* Vincentz.

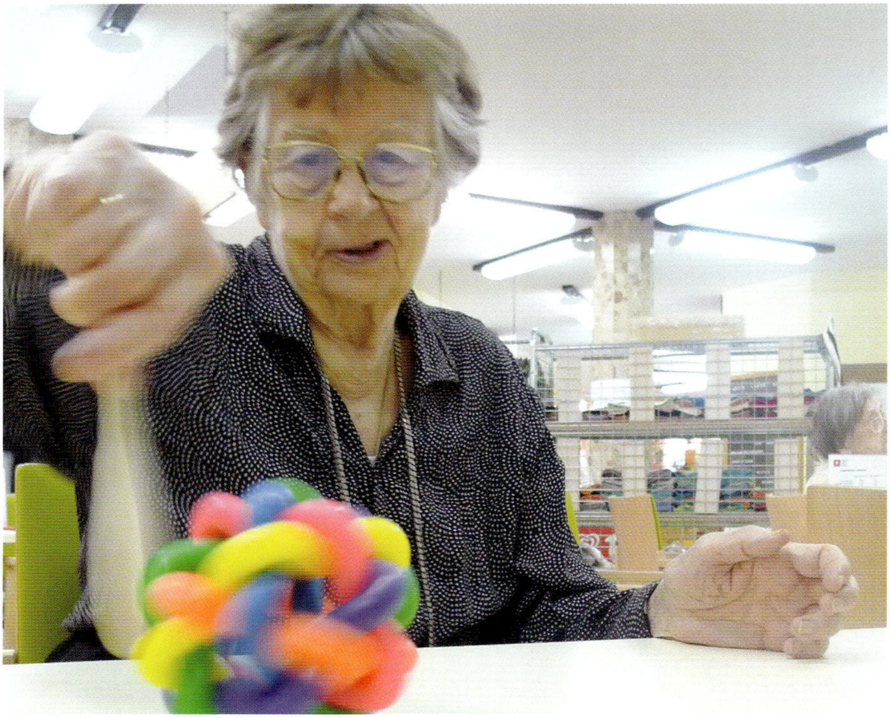

Ich-Kompetenz

Beschäftigen wir uns mit Menschen mit Demenz, greift dieses differenzierte Modell so nicht mehr. Es geht nun nicht mehr darum, dass sie Kompetenzen erwerben sollen, sondern vielmehr darum, dass sie vorhandene nutzen. Menschen mit Demenz wird – weil der Verstand nachlässt - zu oft abgesprochen, dass sie Ressourcen haben. Damit sie sie nutzen, sind sie allerdings darauf angewiesen, (weil sie es selbst nicht mehr herstellen können), dass ihnen die Umwelt die entsprechenden Anforderungen bereithält. Denn darüber wirkt es wieder zurück auf das Personsein. Positive Gefühle müssen erlebt werden – immer wieder neu – aus der Erinnerung, die zudem immer mehr schwindet, können sie nicht mehr stützend wirken. So, wie sie sind, wie sie fühlen, erleben, denken, genau so muss ihnen begegnet werden. In unseren erwachsenen Augen: einfacher, basaler. Alles „komplizierte" muss wegfallen. Sie könnten es nicht verstehen – aber das Gefühl der Beschämung, etwas nicht gekonnt zu haben, würde sich dennoch einschleichen.

Auch wenn es anders erscheint: Menschen mit Demenz können sehr wohl kommunizieren und interagieren. Auf eine unverfälschte, direkte Art. Wir Gesunden müssen nur

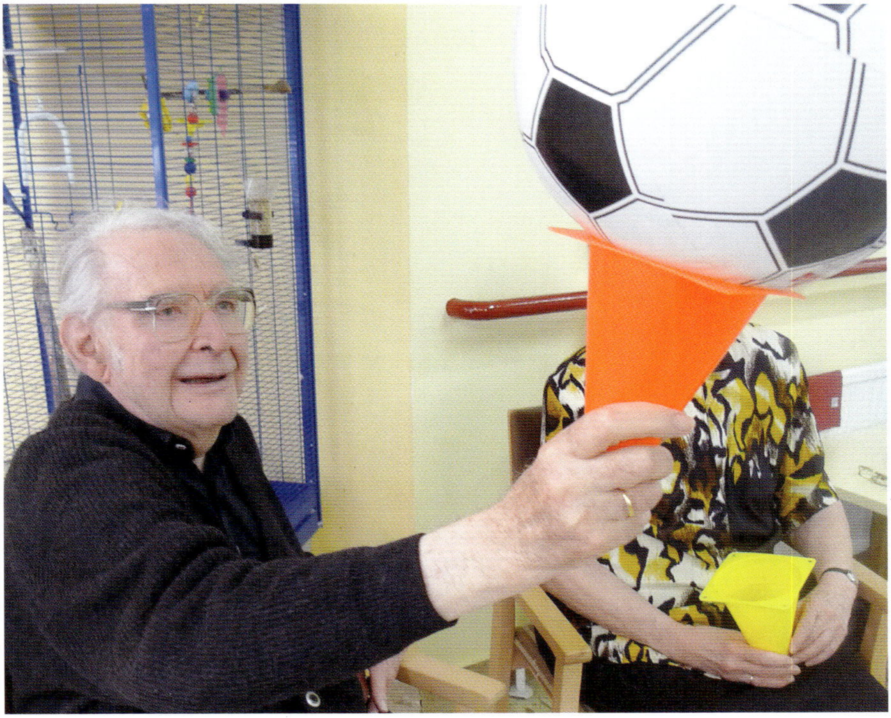

Sich erfolgreich erleben

lernen, ihre Sprache zu verstehen, die Zeichen zu lesen und zu deuten. Sie können uns nicht mehr verstehen – wir sie schon.

Menschen mit Demenz müssen genau wie jeder in Mensch in anderen Entwicklungsstufen sich selbst spüren, sich eingebunden fühlen und etwas tun, damit sie sich wohl fühlen. Wir müssen Wege finden, ihnen zu begegnen – und ihnen das Gefühl geben: ich kann etwas! Ich bin etwas wert. Und ich bin wichtig.

KAPITEL 2

Kapitel 2

WARUM MOTOGERAGOGIK?

Weil Psychomotorik und Demenz so gut zueinander „passen"

Das verstandesmäßige Gedächtnis (explizites Gedächtnis) macht nur einen Bruchteil unseres „Gedächtnisses" aus. Es existiert darüber hinaus noch ein Gedächtnis des Erlebens (implizites Gedächtnis): ein Gedächtnis der Sinne, der Klänge, des Körpers, in dem ineinander verwoben und mit Gefühlen bereichert ganze Situationen, Szenen, Bewegungsabläufe gespeichert sind: das „**Leibgedächtnis**." Bei Menschen mit Demenz wird das rationale Gedächtnis zunehmend löchrig – das Leibgedächtnis jedoch bleibt. Und damit etwas ganz Wesentliches.

In medizinischen Lehrbüchern wird immer betont, das vordringliche Symptom der Alzheimerkrankheit sei der Gedächtnisverlust. Und damit würde der Mensch das Wichtigste verlieren: seine Fähigkeit zu denken. Das stimmt schon – aber der Mensch verliert „nur" seine kognitiven Fähigkeiten, sein „rationales" Gedächtnis. Das andere, das „implizite Gedächtnis", aber bleibt. Der Verstand schwindet, der Leib nicht. „Das Herz wird nicht dement", hat U. Baer es treffend beschrieben.

Zur Erklärung, wie das Leibgedächtnis funktioniert: Jede neue Erfahrung, die wir machen, wird im Leibgedächtnis – unbewusst – mit früheren Erfahrungen verglichen. Und auf das, was wir hier finden, greifen wir zurück, um die neue Anforderung zu bewältigen. Dieses „implizite Wissen" aus dem Leibgedächtnis und nicht das verstandesmäßige, „explizite Wissen" hilft uns, auf die neue Situation richtig zu reagieren – ebenfalls unbewusst. *Haben wir einmal Fahrradfahren gelernt, so können wir dies auch noch nach vielen Jahren und auf vielen verschiedenen Fahrrädern, ohne dass wir dafür im Kopf bewusst die einzelnen Steuerungsbefehle abarbeiten müssen.*

Das Leibgedächtnis verbindet das, was wir gerade wahrnehmen und tun mit Vertrautem aus dem eigenen Leben – unabhängig vom „Bewusstsein". Riechen wir Kaffee, tauchen vielleicht Bilder von Konditoreien oder Kaffeetafeln auf, halten wir die Hände unter einen fließenden Wasserhahn, fangen wir an, sie zu waschen. Lässt das explizite Gedächtnis, das Gedächtnis des Denkens, nach, funktioniert das implizite Gedächtnis, das Gedächtnis des Erlebens, nach wie vor und gibt uns Orientierung und Sicherheit. Auf einer vorbewussten Ebene wird signalisiert „das kenn ich, das ist mir vertraut – hier bin ich sicher".

Menschen mit Demenz haben viele Episoden aus ihrem Leben vergessen. Über das rationale Denken („Nachdenken") gibt es auch keinen Zugriff mehr darauf. Damit geht die Erinnerung an sich selbst mehr und mehr verloren. Jedoch im Leibgedächtnis ist so vieles noch gespeichert. Wenn über Anregungen des Leibgedächtnisses wieder Szenen, Situationen, Personen des eigenen Lebens auftauchen, entsteht auf dieser vorbewussten Ebene auch wieder das Gefühl **„ich bin".**

Die Psychomotorik mit ihren sinnlichen, sensomotorischen Angeboten erreicht die Menschen auf dieser Ebene jenseits des rationalen Denkens – sie spricht das Leibgedächtnis an. Biografiearbeit, stützende, die Identität haltende Förderung wird so selbstverständlich.

KAPITEL 3

Kapitel 3

DER „SCHLÜSSEL ZUR PRAXIS" I: GRUNDLAGEN[7]

Es geht um folgende Fragen

- Wie ist eine motogeragogische Stunde aufgebaut?
- Welche „Bausteine" sind enthalten?
- Welche sprachlichen Formulierungen verwende ich für die unterschiedlichen „Bestandteile"?
- Wie kann ich Beziehung aufbauen und erhalten?

Grundsätzlich folgt eine solche Stunde natürlich auch dem allgemeinen Aufbau

- Begrüßung und Einstimmung,
- Vorbereitung und in Schwung kommen (extensive Phase),
- Beschäftigung mit dem Thema der Stunde (intensive Phase),
- Zur Ruhe kommen,
- Reflektion und Ausklang,
- Verabschiedung.

Am Beispiel dreier Menschen zeigen wir, wie individuelle Zuwendung und Ansprache – biografisch orientiert – aussehen kann.

[7] Auch wenn im Folgenden in „Ichform" geschrieben wird, sind damit immer sowohl Eisenburger als auch Zak gemeint.

Herr Meier war Landwirt, er ist ein kräftiger Mann, der schnell zornig wird. Er wirkt, als sei in ihm viel Kraft, aber auch Aggression verborgen, die sich schnell einen Weg bahnt.

Frau Schneider war Hauswirtschaftslehrerin. Sie wirkt sehr streng und unnahbar.

Frau Bauer war Hausfrau. Sie wirkt ängstlich und schüchtern, sehr in sich gekehrt.

Baustein 1: „Begegnung"

Beziehung anbahnen und Kontakt aufnehmen

Ich begrüße jeden Teilnehmer persönlich und gebe ihm die Hand; in vielen Fällen ist es erforderlich, zusätzlich ein taktiles Signal zu setzen (Berühren am Arm oder an der Schulter). Wichtig ist, zu warten, bis der Blickkontakt da ist. Die Wortwahl, „passend" zu dem Bewohner, stellt danach zum ersten Mal die individuelle Beziehung her.

Herr Meier: *Mit leichtem Klaps auf die Schulter: „Herr Meier, da freu ich mich, dass Sie auch da sind! Wollen wir doch mal sehen, was wir heute bewegen können." Der Ton ist eher „kumpelhaft".*

Frau Schneider: *Ohne zusätzliche Berührung: „Frau Schneider, schön, dass Sie es möglich gemacht haben, zu kommen!" Der Ton ist ein bisschen distanziert, aber freundlich.*

Frau Bauer: *Mit vorsichtiger Berührung am Arm: „Frau Bauer, gut, dass Sie da sind. Es freut mich immer, wenn Sie dabei sind." Der Ton ist eher „fürsorglich".*

Baustein 2: „Miteinander warm werden" 3

Extensive Phase

Nach der persönlichen Begrüßung, in der ich reihum gehe, sitze ich nun im Kreis und begrüße die Gesamtgruppe zu unserer Bewegungsstunde. Ein gemeinsames Eingangsritual gibt Vertrauen und Sicherheit.

Generell werden die Stunden nach der Begrüßung der Gruppe mit einer sogenannten *extensiven Phase* begonnen. Dies bedeutet, sowohl körperlich als auch miteinander „warm" zu werden, also den Körper etwas in Bewegung und Schwung zu bringen und miteinander in Kontakt zu kommen.

- Zur Musik ins Marschieren kommen; Arme mitnehmen, winken.
- Jeweils bei Musikstopp eine gymnastische Übung anleiten, sodass der Körper von Kopf bis Fuß durchbewegt wird, oder
- eine kleine gymnastische Folge zu einer Musik anleiten.

Dies ist neben einer klaren Spielanleitung die einzige Sequenz, in der etwas vorgemacht und angeleitet wird. Dabei geht es noch nicht darum, auf jeden Einzelnen direkt und individuell einzugehen. Jeder macht mit, so gut er kann und will.

Baustein 3: „Überraschungssack"

Überleitung zur intensiven Phase

In der Praxis hat es sich bewährt, dass sich jeweils ein Material wie ein roter Faden durch die Stunden zieht. Dieses Material ist das Medium, mit dem die motogeragogischen Ziele und Inhalte umgesetzt werden.

Nach der Aufwärmphase kommt der „Überraschungssack" zum Einsatz. In ihm ist das Material verpackt, das in dieser Stunde zur Verfügung stehen wird. Je nach verwendetem Material variiert die Beschaffenheit: mal ein Stoffbeutel, mal eine Plastiktüte, mal ein Kopfkissenbezug etc.

Nachdem die Menschen aus ihrer Versunkenheit in die Welt gekommen sind und der Kreislauf aktiviert ist, wollen wir die Menschen neugierig machen auf das, was kommt.

- Dieser Sack wird jedem in die Hand gelegt, mit der Einladung, mit den Händen zu forschen, zu fühlen, was darin sein mag. Hier helfen Fragen nach spürbaren Qualitäten, z. B.: „Spüren Sie es leicht oder schwer? Hart oder weich? Eckig oder rund?" u. Ä. So kann auch immer wieder Sprache aktiviert werden.

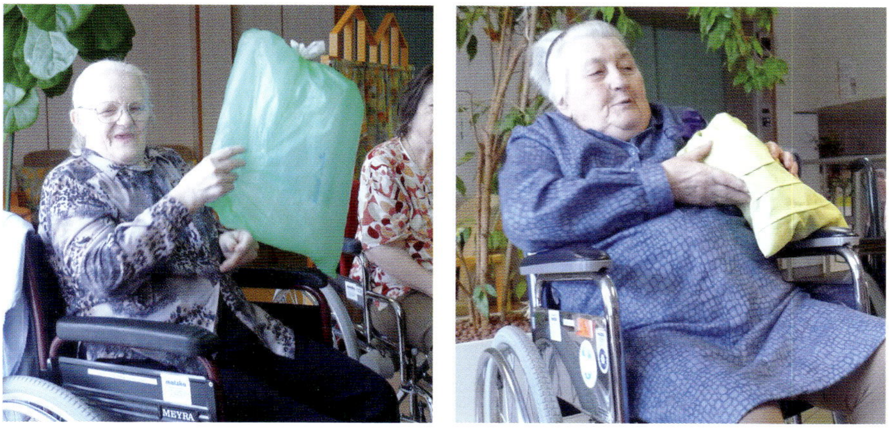

Überraschungssack

- Hat jeder gefühlt, wird der Sack der Reihe nach von jedem Teilnehmer zu seinem Nachbarn geworfen oder weitergereicht.
- Es folgt der „Zak-Wurf": Ich stehe in der Mitte des Kreises und werfe den Sack nun kreuz und quer in die Runde. Die Art und Weise, wie der Wurf erfolgt, wird individuell abgestimmt auf den jeweiligen Menschen: Herr Meier bekommt den Sack schwungvoll von Weitem zugeworfen, Frau Schneider präzise zugespielt, Frau Bauer sanft in die Hände gelegt.
- Wenn der Inhalt des Materials dies zulässt, kann der Wurfsack auch noch als Fußball dienen.

Baustein 4: „Brückenschlag"

Kurzzeitiger, intensiver Kontakt zu jeweils einzelnen Menschen, die anderen schauen zu (und ruhen sich dabei aus).

*„Ich stehe im Kreis und **drehe meine Runde.**"*

Der „Brückenschlag", der individuell unterschiedlich gestaltet wird, ermöglicht es, unmittelbar auf die Besonderheiten der Menschen einzugehen. Jeder fühlt sich angenommen und verstanden – wie immer, wenn zwischen zwei Menschen die gleiche „Wellenlänge" herrscht. In diesem Fall bin ich es, der die „Wellenlänge" herstellt (das ist mein professionelles Selbstverständnis), indem ich mit meinem Verhalten das widerspiegele, was ich von meinem Gegenüber aufnehme.

Während der Stunden wechseln sich diese Einzelkontakte mit Gruppenaktivitäten ab.

Beispiele:

- **Austeilen von Chiffontüchern** (sie sind zu einem „Kometenschweif" zusammengebunden). Das Kopfende halte ich in der Hand und gehe reihum. Jeder zieht sich sein Tuch aus dem Schweif; ich dosiere den Widerstand, mit dem jeder sein Tuch herauszieht und kommentiere entsprechend.

Herr Meier: *Ich halte ganz fest, Herr Meier muss kräftig ziehen. Ich halte mit (gespieltem) Ganzkörpereinsatz dagegen, bis er das Erfolgserlebnis hat, das Tuch herausziehen zu können. „Oh, Sie sind aber stark!"*

Frau Schneider: *Sie fasst mit spitzen Fingern ein blaues Tuch und zieht es mit festem, geradem Zug (gegen meinen mittleren Widerstand) heraus. „Ah, Sie wählen ein blaues!"*

Frau Bauer: *Kann sich erst nicht entscheiden, nimmt dann eines und zieht vorsichtig daran. Ich lasse gleich los und sie kann es leicht herausziehen. „Wunderbar. Da haben Sie eines!"*

- **Werfen von diversen Flugobjekten** (ob Ball oder Kuscheltier), ich stehe in der Mitte im Kreis.

Herr Meier: *Ich gehe an den Rand des Innenkreises: „Bei Ihnen kann ich ganz weit zurückgehen. Sie haben ja so viel Kraft und Energie!" Das Werfen und Fangen ist körpersprachlich eher „derb".*

Frau Schneider: *Ich stehe in der Mitte. „Ich spiele Ihnen den Ball jetzt mal zu." Das Werfen und Fangen ist körpersprachlich eher „gepflegt".*

Frau Bauer: *Sie hat nicht viel Kraft. Um auch ihr das Erfolgserlebnis zu ermöglichen, gehe ich zu ihr hin und beuge mich hinunter. „Sehen Sie mal, hier ist der Ball." Je weniger Kraft vorhanden ist, den Impuls zum Zurückwerfen auszuführen, umso näher kommen* *meine Hände. Ist gar keine Kraft mehr da, halte ich meine Hände unter ihre, sodass sie „nur" loslassen muss. Ich signalisiere ihr sprachlich das Erfolgserlebnis. „Ja, ich habe ihn."*

Kräftemessen

Mit vielen verschiedenen Objekten (Handtücher, Stäbe, Seile etc.) lassen sich zwischendurch kleine „Kampfsequenzen" einbauen, die nicht nur die Muskelkraft stärken, sondern je nach Grundverfassung der Menschen Unterschiedliches bewirken können – wenn die „Rhythmen" miteinander übereinstimmen.

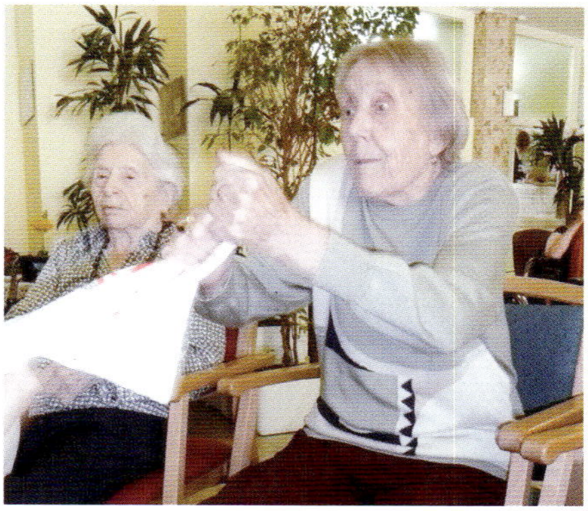

Kräftemessen

Herr Meier: *Wir gestalten einen regelrechten Schaukampf. Herr Meier genießt es sichtlich, seine Kraft zu gebrauchen. Verborgene Aggressionen können sich gefahrlos austoben.*

Frau Schneider: *Mit ihr mache ich es nicht. Sie hat keine Freude an solchen Dingen, sondern ist eher peinlich berührt.*

Frau Bauer: *Vorsichtiges Ziehen und Gegenhalten vermitteln auch ihr einen Kraftimpuls und das Gefühl, Widerstand leisten zu können.*

Bewegung anbahnen

Manchmal nützt alle körpersprachliche Aufforderung nichts: Die Hände öffnen sich nicht, um den Gegenstand zu nehmen. Dann hat es sich bewährt, mit dem Gegenstand behutsam die Hände zu berühren. Dieser sensorische Reiz bewirkt eine Anbahnung des Verstehens und der motorischen Bewegungskette. „Vom Greifen zum Begreifen" – dieser Grundsatz aus der Entwicklungspsychologie zeigt hier seine Wirkung. 3

Frau Hut *sitzt teilnahmslos in ihrem Rollstuhl, die Hände im Schoß. Sie scheint die Aufforderung zu fangen nicht zu verstehen. Ich berühre mit dem Ball ihre Hände. Sie dreht sie ein ganz klein wenig nach oben. Ich lege den Ball hinein, warte einen Moment und nehme ihn dann wieder an mich. Ich wiederhole es noch einmal und beim dritten Mal öffnen sich ihre Hände und sie fängt. Dann sehe ich einen kleinen Impuls, mit dem sie* *den Ball zurückwerfen will, aber ihre Kraft reicht dazu nicht aus. Ich nehme den Ball wieder an mich. „Ja, Frau Hut, da können wir doch miteinander Ball spielen!" Ich werfe ihn ihr noch einmal zu. Sie fängt. Und ich hole ihn dann wieder aus ihren Händen ab.*

Baustein 5: „Selbstständiges Tun"

Gruppenaktivitäten (alle sind dabei und beteiligen sich nach ihrem eigenen Vermögen) – intensive Phase

*„Ich **sitze** im Kreis und moderiere."*

Jetzt erfolgen Anregungen dazu, selbst tätig zu werden und nicht „nur" nachzumachen. Jeder hat den gleichen Gegenstand in der Hand. Dabei unterscheiden sich grundsätzlich zwei verschiedene Varianten:

a) Offenes Experiment

Impulsfrage in den Raum: „Was können wir alles damit machen? Hat jemand eine Idee?"

Die Frage ist ganz allgemein gehalten und öffnet alle Möglichkeiten.

Jetzt folgt ein schwieriger Teil der Stunde: Wir müssen lernen, es auszuhalten, wenn sich zunächst wenig tut. Wir alle sind es so gewohnt, gesagt zu bekommen, was wir machen sollen, dass diese Aufforderung zunächst ungewohnt, ja fast peinlich sein kann. Aber die Erfahrung hat gezeigt, dass alle Menschen in gewisser Weise „lernfähig" sind.

Und je vertrauter den Menschen diese Aufforderung wird, umso mehr trauen sie sich, etwas auszuprobieren. Und es erfüllt einen mit Freude und Genugtuung, etwas selbst gemacht zu haben.

Meine Aufgabe hierbei ist, alle Äußerungen (und seien sie noch so klein) im Blick zu haben und widerzuspiegeln. Gerade wenn wir anfangen, mit diesen Anregungen zu arbeiten, sind diese zunächst oft klein und kaum sichtbar. Mit der Zeit wächst der Mut.

Beispiel:

Impulsfrage: „Was können wir mit dem Schwamm machen?"

***Herr Meier:** Ich sehe, dass er die Finger ein kleines bisschen fester in den Schwamm drückt – und sage: „Ja, genau, Herr Meier, man kann ihn zusammendrücken." Ich mache es kräftig vor, sehe Herrn Meier an und nicke ihm zu. Er hat nicht nur seine Fingermuskulatur gekräftigt, sondern sein Tun wurde ihm wertschätzend zurückgespiegelt.*

***Frau Schneider:** Ich sehe, wie sie den Schwamm (misstrauisch?) beäugt und ihn dazu hin und her dreht. „Ja, Frau Schneider, man kann seine Hand, mit dem Schwamm darin, hin und her drehen." Ich drehe mein eigenes Handgelenk sichtbar hin und her und nicke ihr zu. Ich gebe den Impuls: „Vielleicht kann man es ja auch mit der anderen Hand versuchen?" Frau Schneider hat nicht nur ihr Handgelenk geschmeidig gemacht, sondern ihr Tun bekam Aufmerksamkeit und Bestätigung.*

***Frau Bauer:** Ich sehe, dass ihre Hand mit dem Schwamm im Schoß ruht und sie nur mit dem Daumen über die Oberfläche streicht. Ich sehe sie an: „Ja, Frau Bauer, dieser Schwamm fühlt sich ganz eigenartig an: Mögen Sie das?"*

Idealerweise bestätige ich während dieser Phase jeden Teilnehmer mindestens einmal in seinem Tun. Manche Menschen sind sehr erfinderisch, andere sind sehr zurückhal-

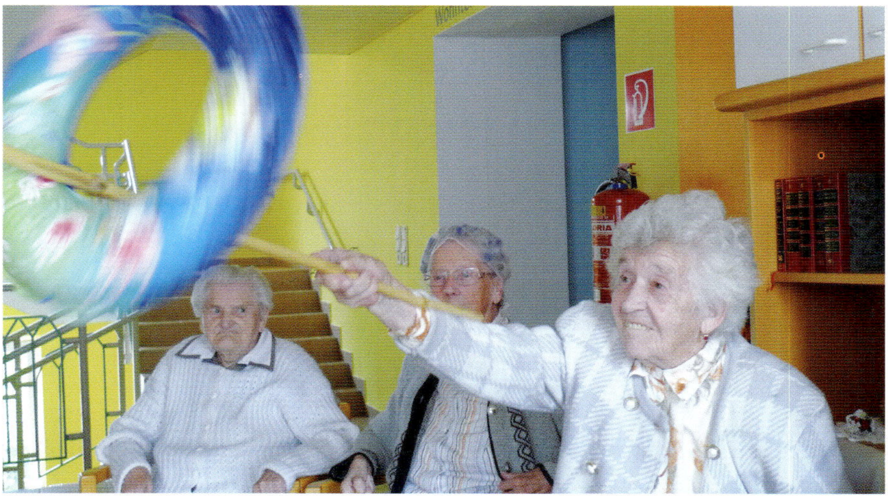

Ideen haben

3

tend. Bei manchen Menschen fällt mir gleich etwas ins Auge, bei anderen nicht. Und gerade bei diesen muss ich lernen, die kleinsten Zeichen zu deuten und sie – verstärkt und sprachlich kommentiert – zurückzumelden. Damit auch diese Menschen ihr Erfolgserlebnis haben.

b) Strukturiertes Experiment

Dazu werden klare Aufgaben gestellt. Wie die Lösung dann aussieht, entscheidet jeder selbst.

Beispiele:

- *„Jetzt müssen wir aus dem Tuch einen Stab zaubern. Wie könnte man es wohl machen?" Dabei bleibt es jedem Einzelnen überlassen, ob er rollt oder faltet, ob er diagonal oder längs beginnt.*
- *„Probieren Sie doch mal aus, welche Töne Sie dem Luftballon entlocken können."*
- *„Und nun lade ich Sie ein, Schnipsel aus dem Zeitungsblatt zu reißen!"*

Jeder findet seine Form – die ihm am meisten zusagt und die er selbst gewählt hat. Und nebenbei (oder gezielt?) wird Muskelkraft, Koordination, Feinmotorik, Wahrnehmung etc. gestärkt.

In den Stunden wechseln diese beiden Formen des Moderierens einander ab. Je nach Vermögen der Gruppe, je nach Material und nicht zuletzt je nach der eigenen momentanen Verfassung werden die beiden Formen mehr oder weniger ausgeprägt eingesetzt.

Baustein 6: „Zu Bewegung verlocken"

Miteinander spielen

Jede Stunde enthält Spielformen. Im Unterschied zu den offenen Formulierungen im Baustein „Selbständiges Tun" werden hier z. T. genaue Anweisungen gegeben, die das Spiel erst ermöglichen (z. B. „Bitte stellen Sie aus dem Tuch einen Boxhandschuh her"). Sie müssen einfach und allgemein gehalten sein, damit sie die Menschen leicht und freudvoll in Bewegung bringen. Oft genügt ein „Vormachen", das sprachlich begleitet wird, weil der Aufforderungscharakter der Materialien von alleine wirkt. Im spielerischen Miteinander wird so manche schmerzende Schulter vergessen, wird mancher Körperteil bewegt, von dem man längst glaubte, er sei unbeweglich geworden – und es wird gelacht und gescherzt. Nicht immer äußerlich sichtbar und hörbar – auch das müssen wir lernen zu verstehen. Längst nicht jede innerliche Bewegung wird den Weg nach außen finden, nicht jede Gefühlsregung braucht einen sichtbaren Ausdruck. Aber konzentriertes Verfolgen des Luftballons, das befriedigende Zurücklehnen, wenn der Fußball getroffen wurde, sind Zeichen dafür, dass die Menschen innerlich erfreut sind.

Und wenn jemand dabei ist, der am Spielen keine Freude hat: Auch das kann man ohne Groll akzeptieren – es ist im Erwachsenenleben ja sonst auch so.

In diesen Phasen der Stunde wird nicht gezielt auf die einzelnen Besonderheiten der Menschen eingegangen. Jeder beteiligt sich nach seinem Vermögen und seiner Lust dazu.

Meine Aufgabe ist es, darauf zu achten, dass möglichst alle – auch die Schwächeren – einbezogen werden.

Baustein 7: Zu Bewegung „provozieren"

Unauffällig kleine „Erschwernisse" einbauen

Je mehr Bewegung, desto besser – selbst allerkleinste Bewegungen sind wertvoll!

Auch hier wieder folgen wir einem Naturprinzip, wie wir Menschen (vereinfacht) funktionieren: Die Muskulatur eines Menschen braucht einen Reiz von einer gewissen Stärke, damit sie aufgebaut wird. Wollen wir etwas tun und unsere Kraft reicht dazu nicht aus, bekommt das Gehirn diese Information. Daraufhin sendet es das Signal aus: „Die Anforderung ist zu stark, wir müssen mehr Muskelmasse aufbauen." Und das passiert dann auch (in jedem Alter). Muskeln werden aufgebaut. Umgekehrt signalisiert das Gehirn, wenn die Anforderung zu schwach war: „Es ist zu viel Muskelmasse da – das ist unökonomisch: abbauen!" – und das passiert dann leider auch. Sitzen wir nur, brau-

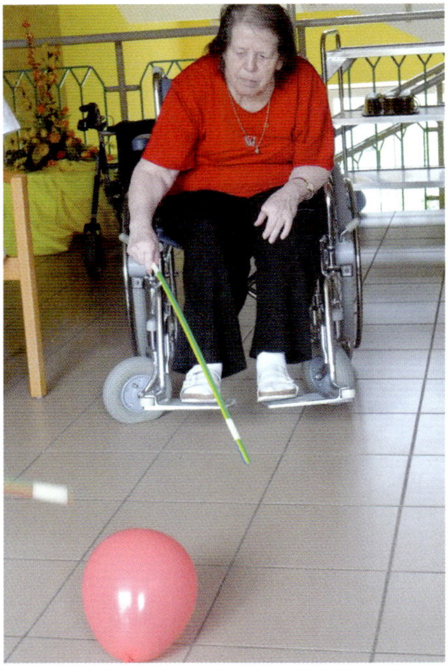

Zu Bewegung verlocken

chen unsere Beine keine starken Muskeln, braucht unser Kreislauf kein starkes Herz. Je weniger wir uns bewegen, umso mehr wird abgebaut.

Bei Menschen, die sich kaum mehr bewegen, kann der Reiz, der im Gehirn ankommt, recht klein sein. Ein Kraftsportler bräuchte 100 Liegestütze, bis sein Gehirn die Botschaft aussendet: „Es ist zu anstrengend, bau mehr Muskeln auf!" Bei unseren Gruppenmitgliedern reicht (fast) jede kleine Bewegung aus, um an das Gehirn dieses Signal zu senden. Jede Bewegung gibt den Anreiz, die Funktion zumindest zu erhalten.

Hier muss ich wieder individuell dosieren. „Fordern, ohne zu überfordern" ist die Devise.

Beispiele:

- Ich halte den Korb, aus dem sich jeder die Materialien nimmt, etwas weiter weg oder schräg vorne.
- Gehe ich mit einem Sack, in den jeder hineinwerfen soll, im Kreis herum, kann ich die Abstände variieren.
- Ist etwas herunter gefallen, springe ich nicht gleich hin und hebe es auf. Die Menschen probieren es selbst. Hilfestellung besteht nur darin, beispielsweise den Gegenstand in greifbare Nähe zu rücken.
- Beim Fußballspielen bringe ich nicht jeden Ball, der ungünstig liegt, gleich wieder zurück ins Spiel. Die Menschen werden erfinderisch, wenn sie weiterspielen wollen und probieren eigene Lösungswege.

Baustein 7: „Hilfe zur Selbsthilfe“

Hilfen geben

Hilfen zu geben ist notwendig – aber nur so viel, bis der Einzelne in der Lage ist, es von da ab allein zu schaffen. Er kann es selbst.

Wir sind gewohnt, zu helfen und einzuspringen, wenn jemand Hilfe braucht. Dabei nehmen wir ihm oft die nicht bewältigte Aufgabe ab – im besten Glauben.

„Warten Sie, ich mache das für Sie“, ist nett und fürsorglich gemeint. Aber in der Begleitung von Menschen mit Demenz ist es genau falsch. Wir nehmen ihnen damit die letzten Reste der Selbstständigkeit. Hilfe dagegen besteht nun darin, nicht **für** ihn etwas zu tun, sondern **mit** ihm. Dadurch ermögliche ich ihm (endlich einmal wieder) das Erfolgserlebnis: „Ich kann.“

Wieder einmal müssen wir umdenken. Wir müssen unser „Hilfs-Ich“ soweit zur Verfügung stellen, dass der andere (unauffällig) in die Lage versetzt wird, die gewünschte Tätigkeit auszuführen. Wir bahnen die Bewegung an – die Ausführung übernimmt der andere.

Beispiel:

Für einen Blumentanz sollen bunte Chiffontücher an den bisher verwendeten Stock gebunden werden.

Herr Meier: *Er hat Schwierigkeiten mit dieser feinmotorischen Aufgabe. Um ihm die Beschämung, etwas nicht gekonnt zu haben, zu ersparen, sage ich: „Warten Sie mal, ich mache den Anfang.“ Ich knote das Tuch locker um den Stock und reiche ihm den überstehenden Zipfel. Er zieht daran und hat den Knoten – selbst – gemacht.* 3

Frau Schneider: *Bindet sorgfältig und genau das Tuch an den Stock. Ich melde ihr eine Anerkennung zurück. „Toll. Das ist aber ganz akkurat und genau geknotet.“ Frau Schneider sagt nichts, aber ein leichtes Lächeln zieht kurz über ihr Gesicht.*

Frau Bauer: *Probiert es nicht einmal. Ich gehe zu ihr hin. „Ich helfe Ihnen." Bei ihr knote ich das Tuch fester als bei Herrn Meier um den Stock und sie muss nur das letzte Stückchen festziehen.*

Baustein 9: „Die Seele berühren ..."

Musik zur belebenden Unterstützung

Musik wird oft als „Königsweg" zu Menschen mit Demenz bezeichnet. Mit Recht. Musik berührt die Seele, sie ist kostbarer Bestandteil unserer Stunden. Sie beschwingt und belebt, sie weckt Erinnerungen und setzt Gefühle frei; sie wird nie als Hintergrundgeräusch verwendet. Wir setzen sie punktuell ein, entweder thematisch passend (z. B. „Das kann doch einen Seemann nicht erschüttern" bei Spielformen mit dem Seil) oder rhythmisch-unterstützend (z. B. einen Walzer für schwingende Tänze, einen Marsch zum Marschieren auf der Stelle).

Baustein 10: „Sammlung"

Ruhe und sich selbst wiederfinden

Zum Ausklang der Stunde geht es nach diesen lebendigen, nach außen orientierten Phasen darum, wieder bei sich zu sein und zur Ruhe zu kommen – ohne dabei in die „Versenkung" zu schwinden.

Bewährt haben sich Abklopfmassagen und Streichmassagen, die mit dem Material, das in der Stunde verwendet wurde, durchgeführt werden. Unterstützung kommt von leiser, sanfter Musik, die aber rhythmischer ist als die klassische Entspannungsmusik.

Baustein 11: „Revue passieren lassen"

Sich bewusst machen, was in der Stunde passiert ist, was sich bewegt hat

Jeweils nach der Entspannung und der Rückgabe des Materials, das gut sichtbar in die Mitte des Kreises gelegt wird, gibt es eine Reflexionsrunde. Den Menschen kann so bewusst gemacht werden, was sie in dieser Stunde geschafft, geleistet, an Ideen hervorgebracht haben.

Können die Teilnehmer noch sprachlich kommunizieren, stelle ich die Frage: *„Was haben Sie mit dem Material gemacht? Was haben Sie erlebt?"*

Ist dies nicht (mehr) möglich, übernehme ich und erzähle zusammenfassend, was in der Stunde geschehen ist, welche Ideen entstanden sind und was mit dem Material entdeckt wurde. Besonders nachhaltig ist es, wenn es mir gelingt, mir Tätigkeiten der einzelnen Teilnehmer zu merken und ihnen ein persönliches Feedback zu geben.

***„Herr Meier,** Ihnen ist es gelungen, mit aller Kraft das Kissen bis an die Zimmerdecke zu werfen!"*

***„Frau Schneider,** Sie hatten die Idee, aus dem Polster einen Hut zu machen!"*

***„Frau Bauer,** Sie haben es auf Ihrem Schoß ganz glatt gestrichen!"*

Diese individuelle Rückmeldung kann auch beim persönlichen Verabschieden gegeben werden.

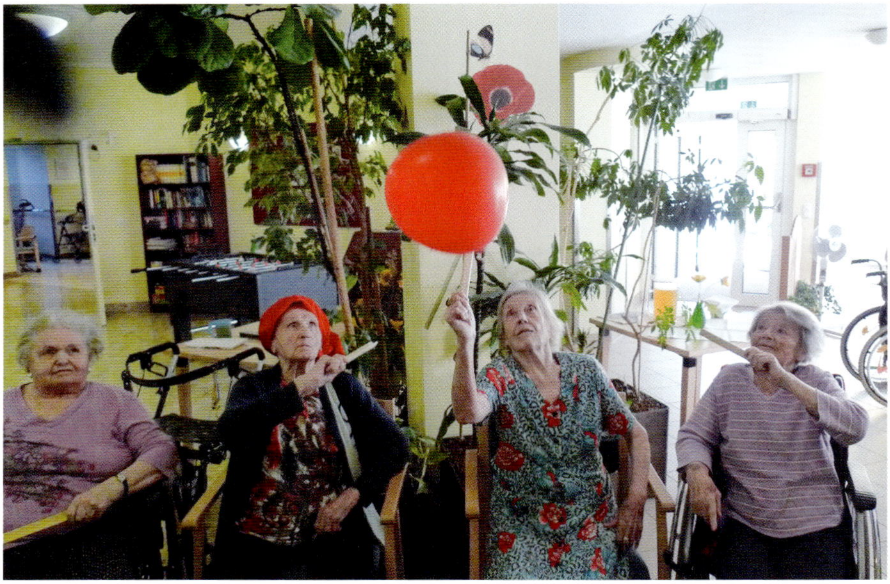

Atmosphäre

Baustein 12: „Rituale"

Anfang und Ende

Diese Stunden brauchen einen besonderen Rahmen. Wiederkehrende Rituale zu Beginn und zum Ende der Stunde geben ihn. Auch wenn sich ein Mensch mit Demenz nicht kognitiv erinnert – erklingt das vertraute Lied, entsteht im Leibgedächtnis ein vertrautes Gefühl.

Zusammenfassung

Der Wechsel macht die Stunden lebendig. Die intensiven „Brückenschläge", die warme Atmosphäre in der Gruppe, die wertschätzende Beziehung, die Anregungen und Aufforderungen, selbst etwas auszuprobieren: Die Menschen gehen erfüllt aus der Stunde – denn sie konnten erleben:

- *die Zufriedenheit, die uns erfüllt, wenn wir etwas getan haben,*
- *den Stolz, der uns stärkt, wenn wir etwas geschafft haben,*
- *die Freude darüber, wenn etwas gelungen ist,*
- *die Lebendigkeit, die wir in uns spüren, wenn wir gerochen, gefühlt, geschmeckt haben.*

Man hat sich wieder einmal gespürt, man hat gefühlt und gesehen, man hat die Muskeln und Gelenke bewegt, man hat reagiert und sich konzentriert, man hat in seinem Gedächtnis gekramt und Erinnerungen aufgefrischt, man hat gelacht und sich entspannt, man war tätig und tatkräftig. Man hat die vielfältigsten Erfahrungen mit sich und seinem Körper gemacht – ohne es zu „beabsichtigen."

Man hat Wertschätzung und Aufmerksamkeit gespürt, man hat sich aufgehoben und geborgen gefühlt in der Atmosphäre der Gruppe, man war nicht allein, sondern eingebunden in eine Gruppe.

Und man hat wieder „Dinge" in der Hand gehabt, man hat sich beschäftigt mit verschiedenen Materialien und ihre Unterschiede festgestellt und die verschiedenen Arten, mit ihnen umzugehen.

Und zu allem braucht man kein „Denken."

Auf einer „vor-bewussten" Ebene sind so die Inhalte und Ziele der Motogeragogik, ineinander verwoben und vernetzt, zum Tragen gekommen.

KAPITEL 4

Kapitel 4

DER „SCHLÜSSEL ZUR PRAXIS" II: EINE MODELLSTUNDE

Nun werden wir die Ausführungen noch weiter ausgestalten. Anhand einer Modellstunde zeigen wir auf, **wie** die Stunden geleitet und moderiert werden können. Wir beschreiben auf der einen Seite die tatsächliche Aktion, auf der anderen Seite erläutern wir unsere motogeragogischen Überlegungen und Begründungen. Am Beispiel „Material Geschirrtuch" wird so deutlich, welche vielfältigen Erfahrungen erlebbar werden, welche Formulierungen wir wählen können.

Wir haben viel zu viele Anregungen für **eine** tatsächliche Einheit[8] zusammengetragen – wir könnten damit viele Stunden füllen. Es geht uns darum, zu zeigen, welche Fülle möglich ist.

- **Material:** Geschirrtücher, Bambustangen, Gerüstnetz, Bierdeckel (idealerweise auf jeder Seite anders bedruckt).
- **Musik:** Marschmusik; langsamer Walzer; „Wenn die Elisabeth nicht so schöne Beine hätt", sanfte rhythmische Instrumentalmusik.

[8] Wir gehen für unsere Bewegungsrunde von einer Einheit von 60 min. aus. Eine Empfehlung für die genauere Aufteilung der Phasenzeiten ist zu Beginn des nächsten Kapitels zu finden.

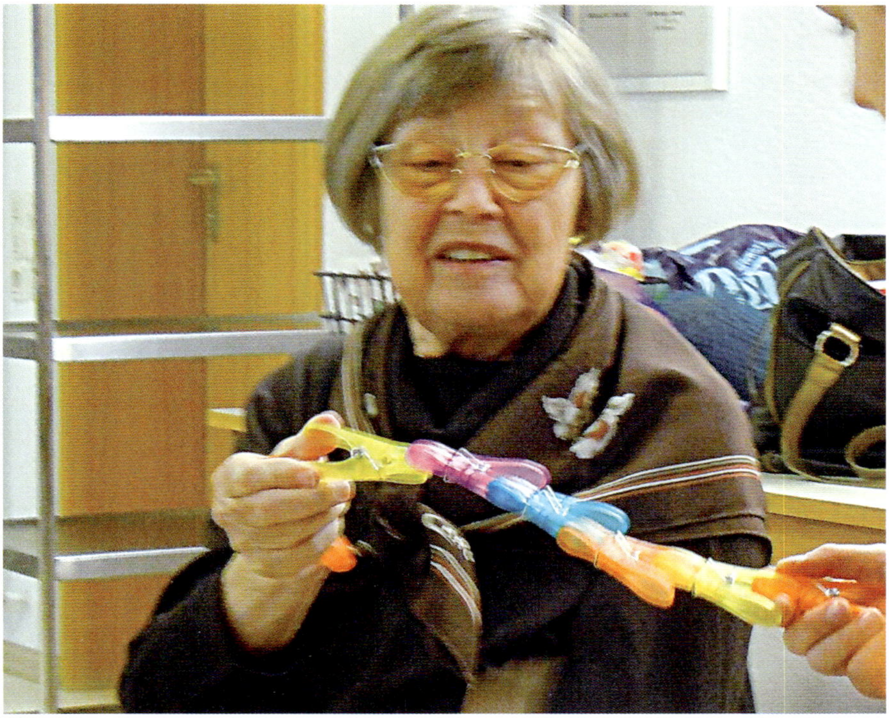

Kontakt aufnehmen

Ankommen, Begrüßung	*Ankommen, Begrüßung*
Begrüßung der einzelnen Teilnehmer im Kreis mit Handschlag und persönlichen Worten.	Erster Brückenschlag über persönliche Kontaktaufnahme, Worte und Berührung durch den Handschlag.
Begrüßung der Gruppe und Einstieg in die Einheit mit einem Ritual, zum Beispiel: „Grüß Gott und hallo, grüß Gott und hallo, schön, dass Sie jetzt hier sind und nicht anderswo" – begleitet wird der Spruch oder das Lied mit passenden Bewegungen.	Wiedererkennungseffekt; Rituale geben Sicherheit und Vertrauen; nach kurzer Zeit singen oder sprechen die Teilnehmenden mit; oft ist bereits hier eine veränderte Körperhaltung oder Mimik zu beobachten.

▪ Zu ländlicher Marschmusik werden die Leute eingeladen, mit mir in unsere gemeinsame, bewegte Stunde zu „marschieren"; Bewegung des Winkens dazunehmen – mal rechts, mal links und beidhändig. ▪ Gymnastik von Kopf bis Fuß, die angeleitet wird.	▪ Musik bewegt und motiviert. ▪ Den Körper in Bewegung bringen; die Bewegung des Winkens ist eine weitere Möglichkeit der Kontaktaufnahme, begleitet von intensiven Blickkontakten; „körperlich warm werden und miteinander warm werden". ▪ Weitere Anregung, den Körper zu aktivieren und den Kreislauf in Schwung, die Gelenke in Bewegung zu bringen.
▪ Ein Sack wird in den Kreis geholt; der „Überraschungssack", gefüllt mit Geschirrhandtüchern. ▪ Ein Sack wird in den Kreis geholt; der „Überraschungssack", gefüllt mit Geschirrhandtüchern.	▪ Brückenschlag durch Reichen des Sacks. ▪ Ein sensorischer Reiz setzt immer ein Signal und erfordert eine Reaktion.
▪ Den Sack jeder Person reichen und sie einladen, mit den Händen und Fingern zu forschen, was zu fühlen ist.	▪ Formulierte Gegensätze helfen, Sprache in Bewegung umzusetzen, z. B: „Spüren Sie es hart oder weich? Eckig oder rund? Leicht oder schwer?"
▪ Hat jeder den Sack gespürt, wird dieser zunächst der Reihe nach jedem zugeworfen, bei schwächeren Personen zugereicht: Wurf- und Fangmöglichkeiten erproben oder ein „Geben und Nehmen" anbieten.	▪ Brückenschlag: Namen nennen, Blickkontakt aufnehmen, einige Male hin- und herwerfen/fangen oder geben/nehmen ermöglichen eine Begegnung und Verbindung über das in Bewegung gebrachte Material.
▪ In weiterer Folge wird der Sack „zickzack" - geworfen, kreuz und quer.	▪ Spontane Kontaktaufnahme, Konzentration und Reaktion wird gefordert - und es ist erstaunlich, wie sich dies von Mal zu Mal steigert.

- „Bitte finden Sie Möglichkeiten, den Sack mit den Füßen in Bewegung zu bringen."
- Ob nun gekickt, weitergeschoben, mit beiden Füßen aufgehoben und weggeschupft wird – eine formulierte Anregung lässt eigenen Ideen Raum und Entfaltungsmöglichkeiten und jedem den passenden „SPIEL-RAUM" (im doppelten Sinn des Wortes).
- Aus dem geöffneten Sack wählt jeder ein Tuch.
- Weitere direkte Kontaktaufnahme und Einladung, selbst tätig zu werden, auszuwählen und zuzugreifen.
- „Bitte probieren Sie aus, wie Sie dieses Tuch in Bewegung bringen können."
- Sobald ein Mensch etwas in die Hände bekommt, macht er automatisch etwas damit: reiben, streichen, drücken, schwenken, auffalten, zur Nase heben, um daran zu riechen. Es können minimale, oft unbewusste Bewegungen der Finger, aber auch bewusst gesetzte größere Bewegungen sein.
- Meine Aufgabe ist es nun: Zeit zu lassen, um den Menschen Gelegenheit zu geben, ins Tun zu kommen, diese Bewegungen, Handlungen, Ideen zu sehen, aufzugreifen und mitzumachen, sowie zu moderieren, das heißt, die entdeckten Ideen sprachlich zu beschreiben.
- Damit stelle ich sie auch den anderen Teilnehmern zur Verfügung, sofern diese keine eigenen Ideen haben und die vorgestellten Ideen probieren möchten.

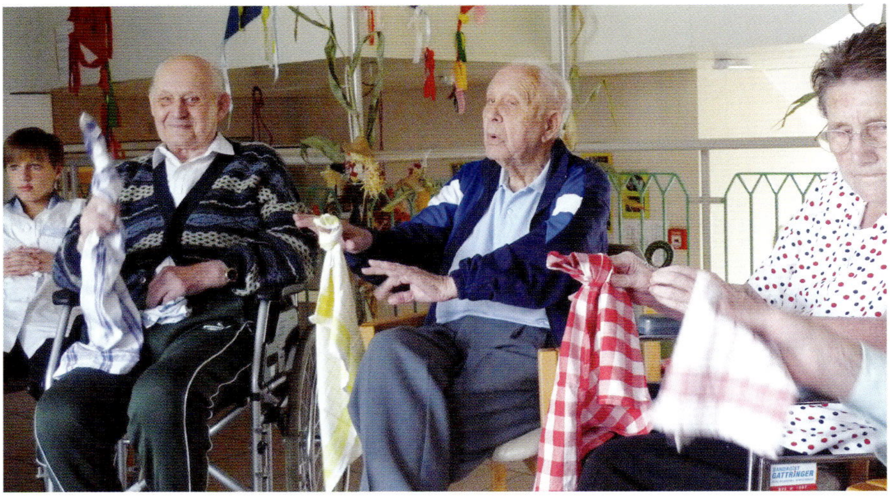

Tanzende Geschirrtücher

- „Wie könnten Sie das Tuch zum Fliegen bringen?"
- „Finden Sie Möglichkeiten, das Tuch zu halten, ohne Ihre Hände dabei zu nutzen."
- „Welche Ideen gibt es, das Tuch so klein wie möglich zu bekommen?"

- Merke ich, dass keine eigenen Ideen mehr kommen, stelle ich neue Anregungen in den Raum; hier kommt es auf die Formulierung an, sodass der Mensch angeregt, „verlockt" wird, selbst zu denken und zu handeln. Es geht nicht darum, eine Übung nachzumachen, die genau vorgezeigt und beschrieben wurde.

- Können Sie aus Ihrem Tuch einen Stab herstellen."
- „Welche Bewegungsmöglichkeiten finden Sie mit diesem Tuchstab in Ihren Händen?"

- Gerade bei dieser Formulierung wird im Tun immer die Vielfalt der Möglichkeiten wunderbar sichtbar: manche falten, andere rollen, wieder andere spannen das Tuch, einige parallel verlaufend, andere von den Ecken beginnend. Jeder setzt seine Idee ein, um die gestellte Aufgabe zu lösen.
- Wieder geht es darum, eigene Ideen zu finden und zu erproben.

- Brückenbau mit dem Tuch zum Nachbarn: „Bitte nehmen Sie das Tuch in Ihre rechte Hand und schwenken Sie zu Ihrem Nachbarn, sodass mit dem Tuch zwischen Ihnen eine Brücke entsteht; mit der linken Hand schnappen Sie den Tuchzipfel Ihres linken Nachbarn."
- Brückentanz zu Walzermusik.
- Weitere Tanzvariante: „Bringen Sie Ihr Tuch zum Tanzen."

- Wahrscheinlich wird es nötig sein, Hilfestellung zu geben, um die Teilnehmer – mit den Tüchern als Brücken – untereinander zu verbinden.
- Musik bewegt immer – da braucht es keine Sprache, passend gewählte Musik verlockt einfach dazu, das Material entsprechend zu bewegen.

- Die Kräfte messen: Ich gehe nacheinander zu jeder Person und hänge das eigene Tuch in das „Stabtuch" des Gegenübers ein: „Achtung, gleich ziehen wir beide mit aller Kraft an! Los geht's!"
- **Variante:** „Bitte stellen Sie aus dem Tuch einen Boxhandschuh her."
- Sobald nun das Tuch um die Hand gewickelt ist, komme ich ebenso mit meinem „Boxhandschuh", gehe in die Hocke, nehme Blickkontakt auf und lade zum Kraftdrücken ein.

- Brückenschlag: Intensiver Blickkontakt und tatsächlich immer kräftiger werdendes Ziehen; auch wenn mancher Arm eine Weile recht kraftlos scheint - gibt man mit einer Berührung des Ellbogens dem Gegenüber einen Impuls und zieht einige Male intensiver an, gelingt es dem Teilnehmenden oft, ungeahnte Kräfte zu entwickeln und sich somit wieder gut zu spüren: „Da ist doch noch was, da geht was!" 4
- Gerade auch Personen, die mit Aggressionsschüben kämpfen, haben hierbei die Möglichkeit, auch wirklich Kräfte freizusetzen und sich abzureagieren.

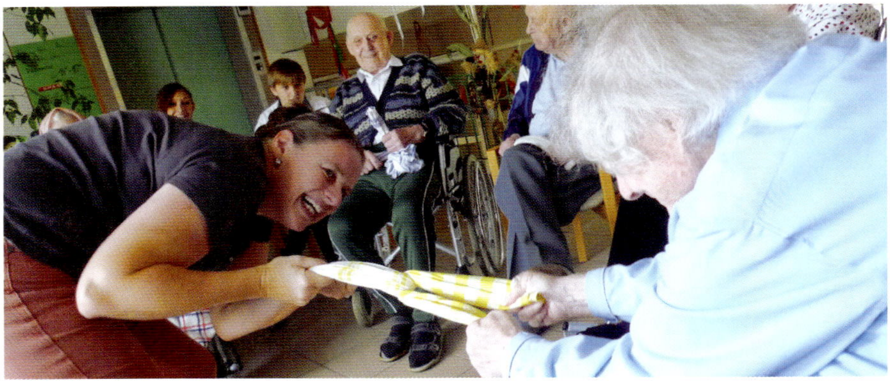

Kräfte messen

- Auch hier empfiehlt es sich, „dranzubleiben": Weicht der Arm der sitzenden Person zurück, mehrmals wieder leicht andrücken, leichte Unterstützung des gegnerischen Ellbogens, und mit einem Mal ist Gegendruck zu spüren, welcher sich gut steigern lässt – immer begleitet von intensivem Blickkontakt.
- Aber, Vorsicht: Nicht jeder Teilnehmer mag diese intensive Begegnung.
- Immer wieder Wechsel von Anregungen und Spielideen, die die einzelne Person und solchen, die die ganze Gruppe ansprechen.
- In den Phasen, in denen es gerade darum geht, selbst tätig zu werden und zu experimentieren, kann ich auch einzeln zu jemandem gehen und eine direkte Bewegungsbrücke schlagen, wenn ich sehe, dass er keine Ideen hat und sich innerlich abwendet.
- Diese Phasen bieten aber auch die Möglichkeit, dass sich jeder etwas zurücknehmen, eine individuelle Pause einlegen kann.

- „Was könnte aus dem Tuch werden? Finden Sie eine Idee, es zu verwandeln."

- Tuchballschlacht: „Nun bitte ich Sie, aus dem Tuch einen Ball herzustellen und den werfen Sie auf mich – Achtung, ich werfe zurück!"

- In der Praxis zeigt es sich regelmäßig, dass solche „Schlachtspiele" enorme Dynamik in jede Gruppe bringen – auch in solche, wo man das kaum für möglich hält.
- Der Beginn ist eher zaghaft und vereinzelt, aber mit der Zeit (auch hier ist es wieder ganz wichtig, Zeit zu lassen, Zeit zu geben) entwickelt sich tatsächlich eine Schlacht: Ich hocke hierbei in der Mitte des Kreises und werfe – oft auch überraschend – zurück.
- Dabei ist es hilfreich, den Namen des Empfängers zu rufen (und je nach Vermögen des Teilnehmers unbedingt abzuwarten, bis das Signal angekommen ist).

- Bambusstäbe werden ausgeteilt und ein Hockeyspiel kann starten.

- 1-2 Materialkombinationen können in einer Einheit angeboten werden: Ein Zusatzmaterial wird für die Durchführung eines Spiels oder Experimentierauftrags in den Kreis geholt, danach aber wieder herausgenommen.

- Jeder hat noch seinen Stab in der Hand: „Bitte angeln Sie sich ein verknotetes Tuch - wenn dies gelungen ist, falten Sie es wieder groß und probieren Sie aus, was Ihnen mit dem Tuch und dem Stab einfällt."

- Eventuell hocke ich in der Mitte des Kreises und halte manche Knoten etwas in die Höhe, damit es vor allem Teilnehmenden in Rollstühlen leichter fällt, diese zu angeln.
- Bei Hilfestellungen ist immer darauf zu achten, dass diese nur so weit gegeben wird, wie nötig – ganz im Sinne von Maria Montessoris Grundsatz: „Hilf mir, es selbst zu tun."
- Motogeragogik möchte dem Menschen erlebbar machen, erfolgreich zu sein – es selbst zu schaffen. Und genau dieser Grundsatz sollte daher bei allen Hilfestellungen berücksichtigt werden.

- Fetzentanz: Jeder bewegt das Tuch auf dem Stab zu Musik (Polka).
- **Variation:** Ich nehme Blickkontakt auf und tausche durch gleichzeitige Schupfbewegung das Tuch mit einer Person aus.

- Musik bewegt. Je „schwächer" eine Gruppe ist, desto mehr empfiehlt es sich, 2-3 Musikstücke je Einheit einzusetzen; auch längere Musikstücke sollten ausgespielt werden. So hat jeder die Möglichkeit, seine Zeit zu wählen, um einzusteigen oder aber um eine Pause zu machen.

- **Variation:** „Stehlen": Ich stehe in der Mitte des Kreises und stehle mit der eigenen Stange einige Tücher; wer keines mehr hat, versucht wiederum, ein anderes zu stehlen.

- Ist dies den Teilnehmenden untereinander nicht möglich, stehle ich einer Person ihr Tuch und schwenke dieses nun vor oder über ihr mit der Aufforderung, es wieder zurückzustehlen.

- Tanz auf dem Netz:
  Ein Gerüstabdeckungsnetz, Laubnetz oder Vogelschutznetz wird im Kreis gespannt – jeder hält daran fest, die Tuchbälle werden darauf geworfen; zu Musik werden die Bällchen auf dem Netz zum Tanzen gebracht.

- Gegenstände auf einem Netz in Bewegung zu bringen, eignet sich auch hervorragend für Gruppen, wo wenig Eigenaktivität möglich ist; das Erleben, gemeinsam etwas mit „vereinten Kräften" in Bewegung zu bringen, stärkt das Gruppengefühl und die Interaktion.

- **Variation 1:** Wettspiel zu Musik; die Gruppe vereinbart, wie viele Bällchen zu Musikende mindestens auf dem Netz sein müssen. Ist mindestens diese Anzahl bei Musikende tatsächlich am Netz verblieben, hat die Gruppe gewonnen, sind es weniger, ist die Musik Sieger.
- Wettspiele, die die Gruppe gemeinsam meistern kann, sind sehr beliebt und spornen an, es gemeinsam zu schaffen.
- **Variation 2**: Katapult: Die Gruppe versucht, auf ein gemeinsam überlegtes Kommando die Bällchen an die Decke springen zu lassen.
- Auch hier ist der Faktor, gemeinsam ein Ziel zu erreichen, meist für alle Gruppenmitglieder hoch motivierend.
- **Variation 3**: Auf ein Kommando alle Bällchen schnellstmöglich aus dem Netz bringen.
- Fordert viel Kraft, setzt Energien frei; auch als Variante zum Aggressionsabbau gut geeignet.
- **Variation 4**: Ein Bällchen stellt ein Poststück dar. „Bitte helfen Sie alle mit, dass der Ball bei Frau Schneider ankommt", die Empfängerin sucht einen neuen Adressaten aus.
- Fördert die Sozialkompetenz.

- **Variation 5:** „Achten Sie darauf, dass das ‚Poststück' nur kullernd (hüpfend, nach rechtsherum) transportiert wird."
- Wenn solch Anspruchsvolles für die Gruppe machbar ist, stellt diese Formulierung wieder ein neues „Problem" in den Raum, das gemeinsam zu lösen ist.

- „Wie könnten Sie mit dem Tuch eine Schürze oder einen Rock darstellen?"
- Wenn jeder sein Tuch auf dem Schoss liegen hat, wird der Schlager: „Wenn die Elisabeth nicht so schöne Beine hätt" eingeschaltet und dazu eingeladen, die Beine und Füße in Bewegung zu bringen.
- Musik ist ein enormer Bewegungsmotor und so „geht" es mit dem Erklingen des Schlagers beinahe automatisch los und jeder macht mit, wie es ihm möglich ist.

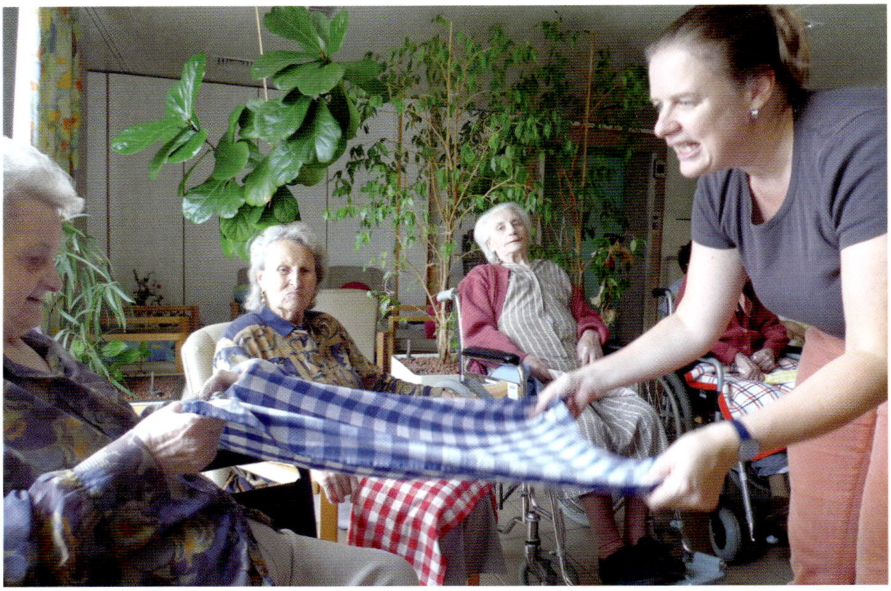

Tuchbrücke

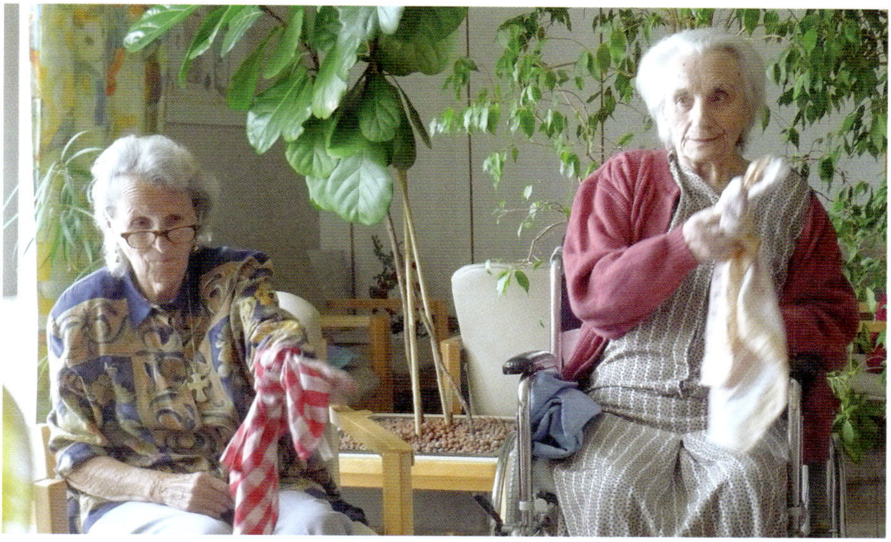

Geschirrtücher

- Tuchbrücke: Ich gehe von Teilnehmer zu Teilnehmer und lade ihn jeweils ein, das Tuch mit ihm gemeinsam zu halten; ein Bierdeckel (am besten zweifarbig) oder ein Schwamm, ein Korken oder etwas ähnlich Leichtes wird gemeinsam zum Hüpfen, Rollen, Rutschen gebracht.
- Ein zweifarbiger Bierdeckel hat den besonderen Effekt der „Zauberei" und fasziniert und motiviert intensiver.
- Werden unterschiedliche Gegenstände nacheinander darauf bewegt, stellt dies jeweils andere Bewegungsanforderungen.

4

- Die anderen schauen zu. Teilweise kann auch zwischen zwei Teilnehmern eine Tuchbrücke gebaut werden und sie beschäftigen sich selbstständig.
- Das Miteinander wird besonders erlebt, da diese Anregung nur zu zweit ausführbar ist.

Entspannung	*Entspannung*
▪ „Bitte nehmen Sie Ihr Tuch entweder geknödelt oder gefaltet, je nachdem, wie Sie sich eine angenehme Massage gönnen möchten. Nun klopfen oder reiben Sie die Körperteile ab, wo Sie gerne das Tuch spüren möchten und wo es Ihnen angenehm ist. Wenn Sie möchten, komme ich auch gerne zu Ihnen und massiere Ihnen den Rücken und die Schultern mit dem Tuch." ▪ Sanfte, rhythmische Instrumentalmusik begleitet das Tun.	▪ Gegen Ende jeder Einheit gibt es eine Phase der Entspannung; es geht darum, ganz zu sich zu kommen, den in der Einheit verwendeten Gegenstand noch einmal gut zu spüren, sich selbst etwas Gutes zu tun. ▪ Noch einmal gibt es in dieser Phase einen ganz persönlichen Brückenschlag, den der Berührung. Dabei es ganz wichtig, dass das Material sozusagen ein Puffer ist, der möglicherweise die zu große Nähe einer direkten Berührung vermeidet und gleichzeitig die Materialbeschaffenheit gut spüren lässt. ▪ Solcherlei Berührung abseits der Pflegeberührung wird von den Teilnehmenden liebend gerne angenommen. ▪ Ganz bewusst wird vermieden, in diesen Gruppen tatsächliche Entspannungsmusik zu verwenden, da der in der Einheit aufgebaute Energiepegel ein Weilchen erhalten bleiben sollte und ein rhythmisch intoniertes Stück dazu positiv beitragen kann. (z. B. Giora Feidmann, Klarinettenmusik, „The blessing nigun").

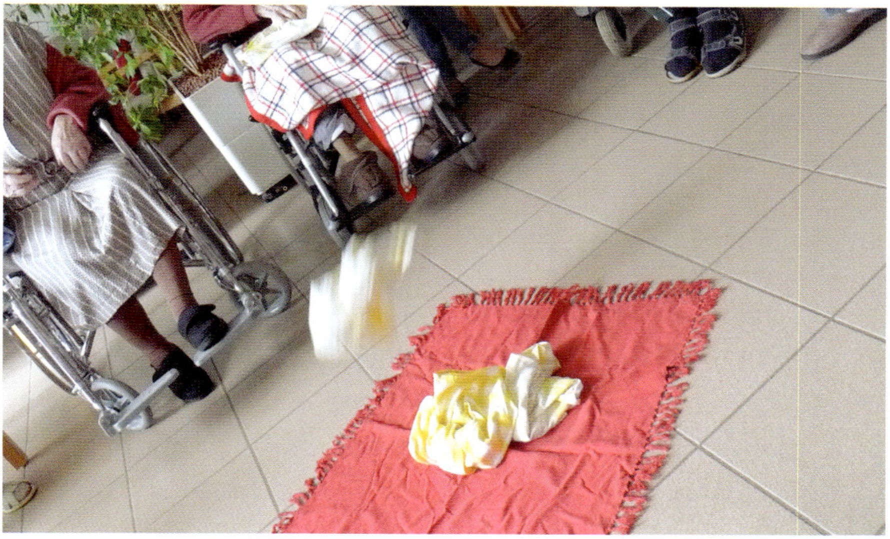

Materialrückgabe

Rückgabe des Materials:	*Rückgabe des Materials:*
■ „Bitte legen Sie das Tuch wieder so zusammen, wie Sie es aus dem Sack genommen haben.“ ■ Anschließend startet ein Turmbau, indem das Tuch auf das des Nachbarn gelegt wird und durch den Kreis wandert.	■ Die Materialrückgabe stellt darauf ein, dass das Ende der Stunde bereits nahe ist. Noch einmal bietet es die Möglichkeit, selbst tätig zu werden; meist klappt das am Ende der Stunde sehr gut – die Aktivierung zeigt sich auch hier.
■ Wo es nicht von alleine klappt, gebe ich Hilfestellung. ■ Der fertige Tuchturm wird in die Mitte des Kreises gelegt.	■ Der Blick auf das Material erleichtert die folgende Phase.

4

Reflexion	*Reflexion*
▪ „Sie sehen hier in der Mitte unseres Kreises den Turm aus Tüchern: das Material, das uns in dieser Stunde begleitet hat. Was haben Sie damit gemacht? Was haben Sie erlebt, entdeckt, gespürt?" ▪ **Variation:** Ich erzähle, welche Ideen gefunden, wie die gesetzten Anregungen umgesetzt wurden. ▪ Wenn möglich, mit Namensnennung, z. B.: „Herr Bauer hatte die Idee, daraus einen Umhang zu machen, Frau Schneider hat es ganz sorgfältig zusammengefaltet."	▪ Der Blick auf das Material und die Fragestellung sollen anregen, sich zu erinnern und vor allem dem Einzelnen bewusst machen, was er in dieser Stunde geschafft hat. „Eindruck braucht Ausdruck" – alles, was man ausspricht, wird noch einmal bewusst gemacht, verinnerlicht, gefestigt. Daher kommt der Reflexion ein wichtiger Stellenwert zu, solange das Sprachvermögen intakt ist. ▪ Aber auch, wenn die Sprache nicht mehr zur Verfügung steht, macht es Sinn, eine Reflexion zu gestalten: Während ich erzähle, kann ich immer wieder beobachten, wie die Menschen nicken oder den Körperteil, um den es in der Beschreibung gerade geht, noch einmal bewegen. ▪ Sind Menschen schon längere Zeit dabei, geschieht es auch immer wieder, dass Sprache wieder in Bewegung gesetzt wird und plötzlich über Erlebtes, Erfahrenes ein Wort über die Lippen kommt.

Verabschiedung	*Verabschiedung*
▪ „Bitte reichen Sie Ihrem Sitznachbarn, wenn möglich, die Hände." ▪ Haben alle, die gerne möchten, dies getan, wird ein Abschiedsritualspruch gesprochen, z. B.: „Auf Wiederseh'n, auf Wiederseh'n, mit Ihnen war es wunderschön!" ▪ Persönliche Verabschiedung.	▪ Gemeinsames Erleben verbindet; ein gemeinsames Ritual, in dem der Brückenschlag untereinander noch einmal sichtbar wird, eignet sich daher gut. ▪ Beziehung gestalten und leben ist eines der psychomotorischen Grundprinzipien: In der persönlichen Verabschiedung kommt es noch einmal zu einem ganz persönlichen Brückenbau zu jedem Einzelnen. ▪ Es rundet die psychomotorische Arbeit wunderbar ab, wenn es mir gelingt, mir auch noch ein persönliches „Special" zu merken, das diese Person in der Stunde getan hat und ich ihr dies als individuelles Feedback mitgeben kann.

Nachklang	*Nachklang*
▪ Die Menschen werden von mir zurück in ihren Alltag begleitet; während des Weges bietet sich Gelegenheit, über das Erlebte zu sprechen.	▪ Oft wird aufgrund des Erlebens Sprache wieder lebendig. Und es kommt immer wieder vor, dass die Teilnehmer noch etwas in der Eigentätigkeit bleiben, z. B. selbst essen. ▪ Die Pflegenden beobachten Veränderungen bei ihren Bewohner, wie weniger Unruhe, weniger Aggression, Erzählungen. ▪ Es bleibt also nicht beim Erleben in der Stunde, sondern es „klingt im Alltag nach". ▪ Je länger und kontinuierlicher ein Heimbewohner an diesem Angebot teilnehmen kann, desto sichtbarer werden diese positiven Entwicklungen.

KAPITEL 5

Kapitel 5

ANREGUNGEN & IDEEN NACH DEM MOTOGERAGOGISCHEN KONZEPT

Wie es zu lesen ist

Bisher haben wir die Bausteine einer motogeragogischen Stunde einzeln vorgestellt und anhand einer „Modellstunde" gezeigt, wie die Bausteine mit Leben gefüllt werden.

Das Medium, mit dem wir unsere Inhalte und Ziele umsetzen wollen, ist Bewegung und um die Menschen in Bewegung zu bringen, brauchen wir Material.

Und so sind denn auch die folgenden Anregungen und Ideen nach Materialien sortiert. Viele Aufgabestellungen und Impulse sind aufgelistet – es bleibt dem Leser überlassen, sich passende auszusuchen, und diese dann sprachlich umzusetzen. Gerade am Anfang empfiehlt es sich, Formulierungen vorher zu überlegen und zu üben, was man wie sagen möchte.

Hier sind Ideen in „nackten Spiegelstrichen" aufgeführt – sie umzusetzen, ist Aufgabe jedes Einzelnen. Ob es sich um ein offenes Experiment, um ein strukturiertes Experiment oder eine Spielform handelt – es ist die sprachliche Formulierung, die die Menschen anleitet und jeweils Verschiedenes bewirkt. An den Beispielen in den „Bausteinen" und in der „Modellstunde" haben wir versucht, dies deutlich zu machen.

Bei der Stundenplanung wird der Spannungsbogen eingehalten:

- **Begrüßung und Einstimmung** (persönlich und Ritual) (ca. 5 min);
- **extensive Phase** (in Schwung kommen): Kreislaufaktivierung und Gymnastik (ca. 10 min);

- **Überleitung zur intensiven Phase:** Überraschungssack (neugierig machen) (ca. 10 min);
- **intensive Phase** (thematische Beschäftigung): offenes Experiment, strukturiertes Experiment, Spielformen und Musik im Wechsel (ca. 20 min);
- **Entspannung:** Abklopfmassage (ca. 5 min);
- **Reflexion:** erzählen lassen oder selbst erzählen, was man gemacht hat in der Stunde (ca. 5 min);
- **Ausklang und Verabschiedung** (persönlich und Ritual) (ca. 5 min).

Noch einmal: Die folgenden Praxisanregungen sind – wie auch die in der beschriebenen Modellstunde – viel zu viel für eine einzige Einheit. Es sind Ideen und Anregungen für mehrere Stunden mit dem vorgestellten Material.

Noch eine Anmerkung zu **Naturmaterialien**: Diese werden besonders gerne angenommen, da die meisten Teilnehmenden so gut wie keinen Kontakt zur Natur mehr haben. Werden solche „Sammelmaterialien" in die Stunden gebracht, kann man am Ende der Stunde die Möglichkeiten bieten, sein Stück mitzunehmen. Meist wird dieses Angebot freudigst angenommen. Da Demenzerkrankte ohnehin gerne Dinge einstecken, kommt dieses Geschenk hier besonders gut an.

Pflegende berichten, dass Menschen immer wieder gesammelte Materialien hervorholen und sich wieder damit beschäftigen, oder sich, wenn sie es zur Hand nehmen, an das Tun in der Einheit erinnern.

Material: Steine

- Ein großer Stein, mehrere handtellergroße (Schotter-) Steine; 1-2 kleine, flache Steine, 1-2 Blätter (in einer Größe, die gut auf die Steine passt).
- Musik: Ländliche Marschmusik; sanftes, rhythmisches Instrumentalstück.

- Da sich der Überraschungssack bei diesem Material nicht eignet, wird ein Tuch mit einem großen Stein darin im Kreis weitergereicht. Die Teilnehmer versuchen, den Stein durch Tasten zu erkennen und zu beschreiben, was zu fühlen ist.
- Auspacken des Steins – betrachten, weitergeben, heben, Gespräch über das Material.
- Jeder wählt einen kleineren Stein aus einem Körbchen.
- Bewegungen mit dem Stein finden.
- Balanceflächen am Körper finden.
- Zu Musik mit dem Stein den Takt klopfen.
- Einer klopft einen Takt vor und die anderen probieren, den Rhythmus mitzuklopfen.
- Ideen finden, den Stein nur mit den Fingern in Bewegung zu halten.
- Hochwerfen und Fangen des Steins (Vorsicht: nicht zu einem Partner).
- „Bitte bringen Sie den Stein mit Ihren Füßen in Bewegung."
- Geschicklichkeit – Blatt bzw. Kiesel wird von Stein zu Stein weitergereicht.
- Steinpost durch Kartonröhre – der Bewegungsgruppenleiter geht mit einer Kartonröhre zu jedem Teilnehmer, bittet, das eine Ende der Röhre zu halten, zu spüren, wann der Stein ankommt und diesen zurückzuschicken.
- Abklopfmassage mit Stein zu Musik.
- Zielwurf in Korb.

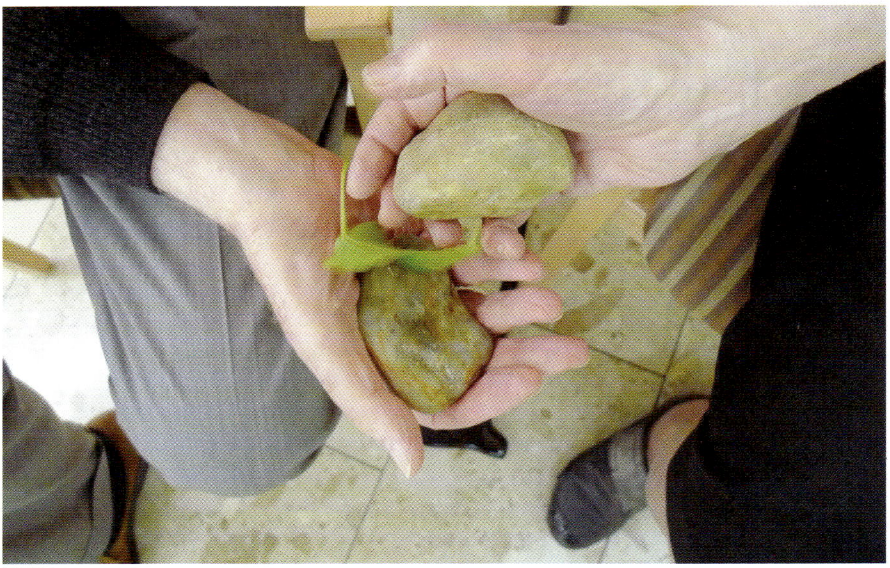

Steine mit wanderndem Blatt

Material: Muscheln

- Handtellergroße Muscheln (findet man sehr günstig in Geschäften für Haushaltsbedarf), kleinere Muscheln, Glasmurmeln.
- Musik: Seemannslied; sanfte, rhythmische Instrumentalmusik.

- Ein kleines Säckchen mit einer großen und einer kleinen Muschel wird herumgereicht und jeder Teilnehmer eingeladen, mit den Händen zu forschen, was es sein könnte. Dann wird es, wie in der Einleitung beschrieben, geworfen.
- Jeder wählt eine Muschel aus.
- Bewegungsexperimente, Ideen finden, die Muschel in Bewegung zu bringen.
- Balanceflächen am Körper finden.
- „Welche Geräusche können Sie der Muschel entlocken?"
- „Gelingt es uns, einen Rhythmus zu spielen, mit der Muschel als Instrument?"
- Muscheln mit Nachbarn oder Bewegungsgruppenleiter zart aneinanderklopfen und einen gemeinsamen Rhythmus finden.
- Ein rhythmisches Instrumentalstück mit einer Muschel als Trommel begleiten. 5

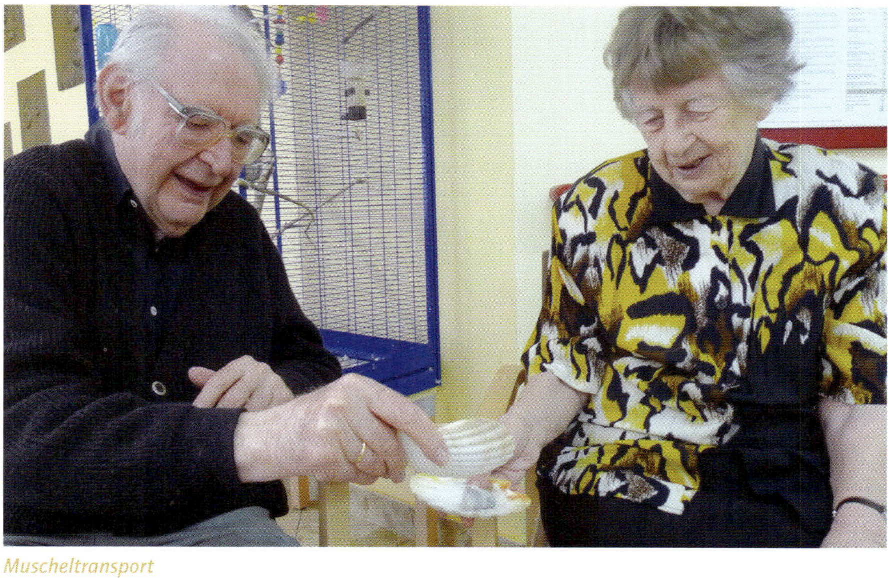

Muscheltransport

- Kleine Muschel von Muschel zu Muschel weitergeben, eventuell einen Richtungswechsel vornehmen. Dort, wo es nicht möglich ist, bildet der Bewegungsgruppenleiter eine „Brücke": Er bittet denjenigen, bei dem die Runde stockt, die kleine Muschel in seine zu kippen und reicht sie selbst dem Nächsten weiter.
- Jeder erhält eine Glasmurmel in die große Muschel.
- „Wie kann die Murmel in der Muschel in Bewegung gehalten werden?"
- Weiterreichen der eigenen Murmel zum Nachbarn. „Wie viele passen höchstens in eine Muschel?"
- Streichmassage mit Muschel zu Musik.
- Durch Weiterreichen einen Muschelturm bauen und diesen in die Kreismitte stellen.

Material: Grasbüschel

- Grasbüschel (mit dünnem Blumendraht zusammengewickelt), Weidenringerl.
- Musik: Frühlingsstimmenwalzer; ländliche Marschmusik; sanfte, rhythmische Instrumentalmusik.

- Bei dieser Einheit passt das Lied: „Veronika, der Lenz ist da" gut, um gemeinsam in Schwung zu kommen.
- Ein recht dickes Grasbüschel mit langen Halmen wird im Kreis weitergereicht; fühlen, riechen – Gespräch darüber.
- Werfen und Fangen des Büschels.
- Jeder wählt aus einem Korb ein Grasbüschel für sich.
- Bewegungsexperimente mit den Büscheln.
- „Finden Sie Möglichkeiten, es zu halten, ohne dass es in Ihren Händen ist."
- „Finden Sie an sich selbst und Ihrem Platz unterschiedlichste Ablagestellen."
- Grasbüschel nur mit den Fingern in Bewegung halten; möglichst alle Finger verwenden.
- Grasbüschel zum Frühlingsstimmenwalzer tanzen lassen = in Bewegung halten.
- Ein Weidenringerl (Weidenholz lässt sich ganz leicht zu einem Ring drehen und ver-

wickeln, eventuell auch mit dünnem Blumendraht fixieren) und/oder ein Blatt von Büschel zu Büschel weitergeben.

- Vorstellungsbild: Frühlingsumzug, bei dem Gras und Blumenstangen getragen werden – sich zu Marschmusik in Bewegung setzen, Grasbüschel rhythmisch dazu bewegen, Hände abwechseln.
- Streichmassage an Händen, Hals, Wangen mit dem Büschel zu Musik.

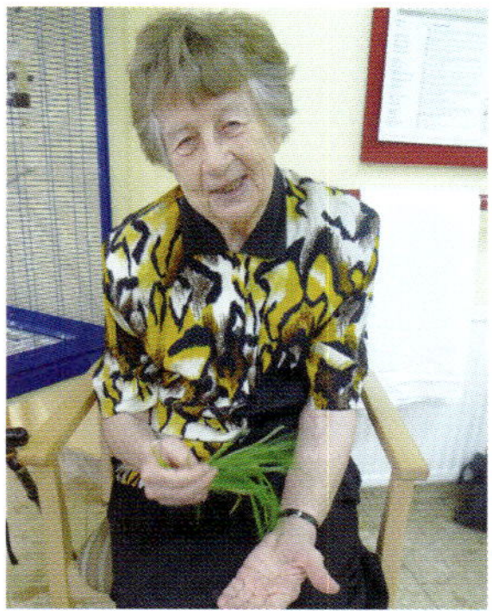

Ein Grasbüschel spüren

Material: Holzleisten

- Holzleisten (ca. 15 cm lange Stücke einer Eckleiste), Murmeln, Ballon, Wasserball, Kartonring.
- Musik: „Ein Freund, ein guter Freund"; sanfte, rhythmische Instrumentalmusik.

- Holzleisten werden aus dem Wurfsack ausgepackt und jeder wählt eines.
- In-Bewegung-Bringen des Leistenstücks.
- Holzleistchen nur mit den Füßen vor dem Sessel in Bewegung halten.
- Leistchen mit Füßen durch den ganzen Kreis bewegen – „Leistenfußball".
- Rhythmen klopfen, nachahmen, einstimmen.
- „Ein Freund, ein guter Freund" mit klopfenden Stäbchen begleiten; eventuell mit Nachbarn oder mit Bewegungsgruppenleiter, die/der dafür von Person zu Person geht.
- Luftballon wird mit Hölzchen als Schläger in der Luft gehalten und von jedem Teilnehmer weitergespielt. (Wahrscheinlich muss der Leiter in der Mitte stehen und überbrücken.)
- Großen Wasserball mit Leistchen im Kreis am Boden in Bewegung halten.
- Jeder wählt aus einer Schale eine Murmel aus und bewegt diese in der Leiste.
- Murmeln von Leiste zu Leiste weitergeben (entweder zum Nachbarn oder vom Motogeragoge zu jedem Teilnehmer).

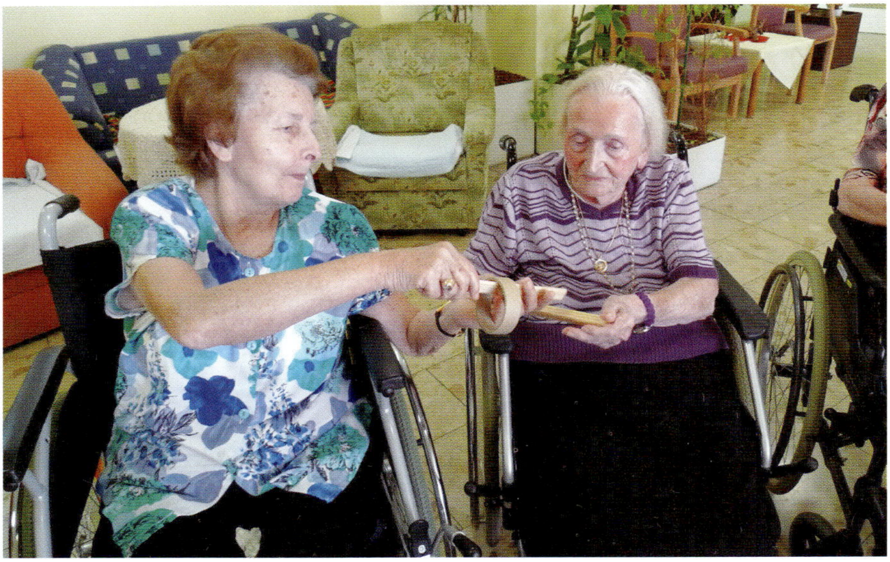

Holzleistchen

- Murmel von Leiste in Gefäß rollen lassen.
- Kartonringerl (Innenteil von Klebebändern) von Leistchen zu Leistchen geben.
- So lange weiterreichen, bis jeder eines hat.
- Bewegungsexperimente mit Leistchen und Ring.
- Spiel: Der Motogeragoge schnappt sich immer wieder Ringe von den Leistchen und hält diese dann relativ hoch vor Personen ohne Ringerl, sodass diese die Möglichkeit haben, es zu angeln.
- Variante: Vom Nachbarn stehlen.
- Abklopfmassage mit der Leiste zu Musik.
- Leistchenturm errichten: Bewegungsgruppenleiter geht von Platz zu Platz und jeder stapelt seine Leiste auf die vorherige – und schon wächst ein Turm, welcher in die Mitte des Kreises gestellt wird.

Material: Strickliesel

- Bündel zu je 6-8 Stricklieselwürsten, welche mit Gummiband im oberen Drittel zusammengehalten werden (die man mit den Heimbewohnern selbst herstellen kann); XXL-Ballon; Bambusstäbe; Netz.

- Musik: Polka; rhythmische Instrumentalmusik; „Wenn die Elisabeth nicht so schöne Beine hätt"; „So ein Regenwurm hat's gut"; langsamer Walzer, sanfte, rhytmische Instrumentalmusik.

- Mehrere Bündel (ca. 5-10) werden zu einem großen Bündel mit Malerabdeckklebeband zusammengehalten und zum Werfen und Fangen verwendet: beidhändig, einhändig, drehend geworfen, wegschleudern.
- Das große Bündel wird gelöst und jeder wählt ein kleines Bündel.
- Bewegungsexperimente mit diesem Material.
- Verschiedenste Möglichkeiten finden, das Bündel zum Drehen zu bringen.
- Zu Musik von Heinz Rühmann: „So ein Regenwurm hat's gut" zum Drehen bringen. 5
- Flugeigenschaften erkunden.
- Welche Möglichkeiten sind zu entdecken, das Bündel an unserm Körper aufzuhängen?
- Bündel nur mit den Beinen bzw. Füßen in Bewegung halten.
- Die gefundenen Ideen zum Lied: „Wenn die Elisabeth nicht so schöne Beine hätt" anwenden.
- Brückenbau zwischen den Nachbarn: Jeweils die Hälfte des Bündels in der rechten Hand halten, mit der linken Hand die Hälfte des Bündels des Nachbarn ergreifen.
- Bündelbrückentanz zu langsamem Walzer.
- Knödel aus Bündel formen und festdrücken.
- Bewegungsgruppenleiter kommt mit seinem Knödel dazu: Knödel an Knödel drücken – die Kräfte messen.
- Bündel wie einen Stab halten – eigene Übungen damit finden.
- Kraftziehen mit dem Bewegungsgruppenleiter.

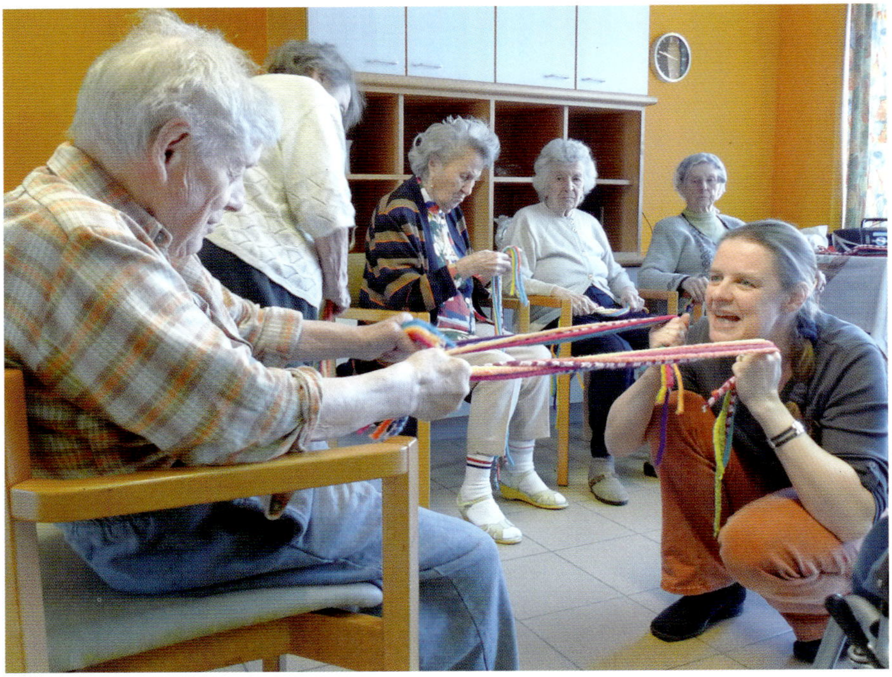

Stricklieselwürste

- Springende Bündel: Versuchen, wie man die „Tentakeln" zum Springen/Hüpfen bringen kann.
- Das Netz wird im Kreis gespannt und die Bündel darauf gelegt; zu Polkamusik das Netz in Bewegung und somit die Bündel zum Springen bringen.
- Auf ausgemachtes Kommando, z. B.: „1,2,3, – hoch" die Bündel an die Zimmerdecke katapultieren.
- Bambusstangen werden ausgeteilt. Welche Ideen werden in dieser Materialkombination möglich?
- XXL-Luftballon mit Schleuderbewegungen der Bündel im Kreis in Bewegung halten.
- Rückenmassage: Der Motogeragoge hilft, das Bündel um den Rücken zu legen, hierbei werden die Tentakel geteilt und der Sitzende greift jeweils ein Ende, das auf der Körperseite hervorschaut; zu Musik rechts und links ziehen und somit den Bündelknauf über den Rücken bewegen.
- Eigenes Bündel dem Nachbarn reichen und somit in der Gruppe wieder ein Riesenbündel herstellen, welches anschließend in die Mitte gelegt wird.

Material: Drehverschluss-Netzbällchen

- Drehverschluss-Netzbällchen (ebenfalls ein Material, das man mit den Bewohnern im Alltag herstellen kann: Man nehme ein Obstnetz und befülle es mit 7-10 bunten Drehverschlüssen; die Enden der Netzöffnung zusammennehmen und fest verknoten oder mit einem Bändchen zubinden und verknoten), Netz, Bambusstäbe, Kartonröhre, deren Durchmesser so sein muss, dass Bällchen gut durchrutschen können.
- Musik: „Popcorn" oder flotte Polka; sanfte, rhythmische Instrumentalmusik.

- Mit dem Überraschungssack, gefüllt mit den selbst hergestellten Bällchen, wird gespielt.
- Jeder wählt einen Ball.
- Gespräch über die Herstellung – wie fühlt sich diese Materialkombination an?
- Ideen finden, die Bällchen am Platz in Bewegung zu bringen. 5
- Jeder Dritte versteckt sein Bällchen am Platz; die verbleibenden dem Nachbarn weiterreichen; eventuell Richtungswechsel; versteckte am Ende des Spiels wiederfinden.
- Bällchen vor dem Sessel zwischen eigenen Füßen hin- und herspielen.
- Bällchen liegt vor dem Sessel: unterschiedliche Möglichkeiten des Übersteigens finden.
- Buntes Bällchen-Fußball-Spiel kreuz und quer im Kreis.
- Bambusstäbe werden verteilt – die Bällchen nun am Boden mit den Stäben in Bewegung halten.
- Jeder angelt sich ein Bällchen.
- Experimente mit aufgespießtem Bällchen.
- Brückenbau des Bewegungsgruppenleiters mithilfe der Kartonröhre: Röhrenpost wird jeweils zwischen Teilnehmenden und ihm hin- und herbewegt, sodass das

Bällchen darin von einer Seite zur anderen rutscht.

- Ein Netz wird gespannt: die Bällchen darauf geworfen und bewegt.
- Tanz zu Musik auf Netz (entweder „Popcorn" oder flotte Polka).
- Welche Möglichkeiten werden gefunden, das Bällchen einzuklemmen?
- Mit Malerabdeckklebeband werden unterschiedlich große Zielflächen auf dem Boden markiert (oder Reifen, Seilringe etc. aufgelegt) – versuchen, die Bällchen in die Zielfläche zu befördern.
- Bällchenschlacht: Der Motogeragoge hockt in der Mitte des Kreises am Boden und fordert die Teilnehmer auf, ihn zu treffen; er wirft flott und kreuz und quer zurück zu den Teilnehmern.

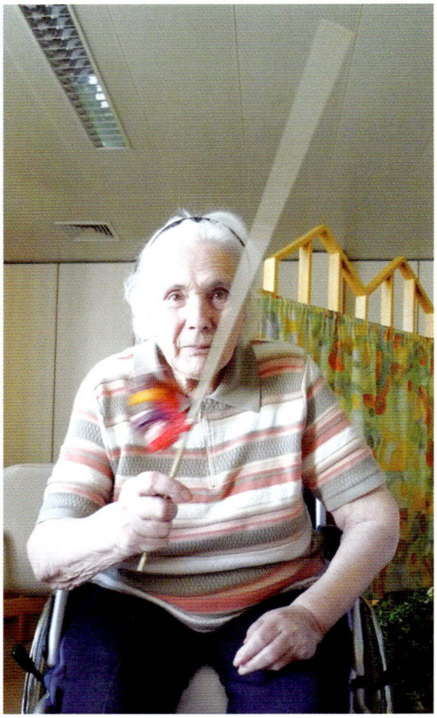

Drehverschluss-Netzbällchen

- Abklopfmassage mit Bällchen zu Musik.
- Letzter Zielwurf in eine in der Kreismitte platzierte Zielfläche oder in einen großen Papierkorb.

Material: Bunte Seilchen

- Bunte Seilchen (bei diversen Kinderartikelversandhäusern günstig zu bekommen und vielseitig auch zur Materialkombination einsetzbar); XXL-Ballon; Wasserball; Kartonringerl.

- Musik: „In the Mood, Glenn Miller; „Das kann doch einen Seemann nicht erschüttern"; „Wenn die Elisabeth nicht so schöne Beine hätt"; Polka, sanfte, rhythmische Instrumentalmusik.

- So viele Seile wie Teilnehmer sind (außer, es sind mehr als 12, in dem Fall die restlichen Seile griffbereit zur Seite) mittels Weber- oder Kreuzknoten verbinden und einen großen Seilball aufwickeln, welcher, wenn alle Seile aufgewickelt sind, mit Malerabdeckklebeband fixiert wird, 4 x rundherum kleben.
- Dieser Seilball wird nun im Kreis gereicht – spüren des Gewichts.
- Der Gruppenleiter wirft ihn jedem sanft zu.
- Seilball mit den Füßen spielen.
- Klebeband ablösen und aus dem Ball ein Seilnetz im Kreis spannen: Einer beginnt und behält ein Stück in der Hand und bestimmt, wer nun den Ball erhält. Der Gruppenleiter übergibt dann den Ball der genannten Person, die dann wiederum das Stück Seil in der Hand behält und den Ball weiterschickt.
- Netz gespannt halten – zu dem Lied „Das kann doch einen Seemann nicht erschüttern" wird es kraftvoll in Bewegung gebracht.
- Der Leiter erzählt eine Bewegungsgeschichte:

  „Wenn ein Zirkuszelt aufgestellt wird, bedarf es des Einsatzes und der Kräfte vieler Helfer, die mit einem kräftigen ‚Hauruck' das Zelt hochziehen (alle ziehen hoch, sodass das Netz in oder über Kopfhöhe kommt) – ein zarter Wind rüttelt am Zelt und bringt es in Bewegung (alle führen die beschriebene Bewegung aus) - der Wind wird kräftiger (ausführen) – ein richtig gehender Sturm entwickelt sich, das Zelt schwankt hin und her (festes Ziehen und Schwanken ausüben) – und plötzlich stürzt es in sich zusammen (Arme sacken hinunter, sodass das Seilnetz am Boden liegt – nur mit vereinten Kräften gelingt es, das Zelt wieder hochzuziehen (alle ziehen das Netz wieder hoch, 2-3 Durchgänge)."

- Einen XXL-Ballon mit dem gut gespannten Seilnetz in der Luft halten.
- Wer einen Knoten in erreichbarer Nähe hat, löst diesen.
- Jeder wählt ein Seil.
- Bewegungsideen finden.
- Schlangengrube: Jeder hält ein Seilende fest, das andere hängt in den Kreis, liegt am Boden; die „Schlangen" erwachen nur zu Polkamusik und erstarren in dem Moment, in dem diese stoppt; unterschiedlicher Wechsel von „Go and Stop".
- Seilziehen mit dem Motogeragogen.

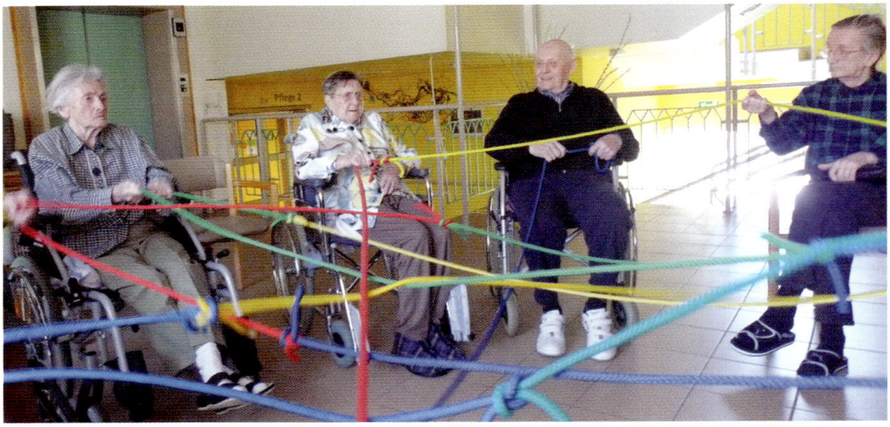

Seilnetz

- Ausstellung: Jeder legt ein Muster auf den Schoß; Betrachten der entstandenen Werke.
- Einladung, die Augen zu schließen und die Muster mit den Händen und Fingern zu spüren.
- Muster auf den Boden, vor die Füße legen.
- Mit den Füßen die Muster verändern.
- Ideen finden, die Füße auf, um, über die „Kunstwerke" zu bewegen.
- Aus dem Stuhlkreis eine Gasse bilden: Die Teilnehmenden sitzen einander in einer Seillänge Entfernung gegenüber, jeder ergreift das Seilende des Gegenübers.
- Zur Musik „In the Mood (Glenn Miller) gemeinsam in Schwung kommen.
- „Sägen" mit dem Partner.
- Einen Wasserball oder Ballon auf den gespannten Seilen durch die Gasse bewegen.
- Der Bewegungsgruppenleiter geht durch die Gasse und gibt den Teilnehmenden auf einer Seite je einen Kartonring, welcher nun auf beide Seile gefädelt wird.
- Welche Ideen werden gemeinsam gefunden, den Kartonring auf den Seilen in Bewegung zu bringen?
- Wie könnte eine Seilbahn funktionieren?
- Jagd auf die Nachbarn: Jedes Paar versucht, das Seil so zu schwingen, dass es die benachbarten Seile umwickelt = einfängt.
- Der Leiter geht durch die Gasse, hält jeweils den Ring hoch und fordert die Sitzenden auf, an ihrem eigenen Seil anzuziehen und das andere loszulassen.

- „Bitte errichten Sie mithilfe des Seils eine Schaukel für Ihren Fuß!"
- Zu dem Lied „Wenn die Elisabeth nicht so schöne Beine hätt", die Fußschaukel in Betrieb nehmen.
- Rückenmassage: Seil um den Rücken legen, die Seilenden vor den Bauch führen, halten und zu sanfter, rhythmischer Instrumentalmusik hin- und herbewegen.
- Seile im Kreis weiterreichen, bündeln und in die Mitte legen.

Material: Kuscheltiere

- Kuscheltiere, Tücher, Schals, Netz.
- Musik: Landler oder langsamer Walzer, sanfte, rhythmische Instrumentalmusik.

- Überraschungssack öffnen; jeder wählt ein Kuscheltier.
- Gespräch über das gewählte Tier.
- „Wie können Sie es auf Ihrem Platz in Bewegung bringen?"
- Möglichkeiten finden, es um den Sessel zu bewegen.
- Der Bewegungsgruppenleiter baut mit einem etwa 50 x 50 cm großen Tuch nacheinander eine Brücke zu jedem Einzelnen, der sein Kuscheltier darauf setzt – „Trampolin": Das Kuscheltier auf dem Tuch zum Springen bringen. 5
- Das Netz im Kreis spannen – alle Tiere darauf springen lassen.
- Aus dem Kreis eine Gasse bilden.
- Jeweils ein Tier wird zwischen zwei einander gegenüber Sitzenden hin- und hergespielt.
- Mittels (Seiden)-Schals eine Brücke zum gegenüber Sitzenden bauen. Jeweils ein Kuscheltier rutscht auf dem Schal hin und her.
- Ein „auserwähltes" Kuscheltier wird von Schal zu Schal die Gasse entlang weitergeschupft.
- Sitzflächen für das Tier am eigenen Körper finden.
- Fußschaukel: Das Tier auf die Füße legen und so bewegen, dass es gut sitzen bleibt.
- Beinrutsche: Das Kuscheltiere über die Beine hinabrutschen lassen.

- Brücke zum Nachbarn mit dem Kuscheltier bauen, den ganzen Kreis rundum.
- Gemeinsamer Tanz zur Musik.
- Massage: Dort, wo es angenehm erscheint, sich mit dem Kuscheltier massieren.

Material: Kartonringe

- Kartonringe (Innenteile, „Skelette" von Malerabdeckklebebändern), Bambusstangen, Seile, Ballon, Tücher.
- Musik: Landler, Swing, sanfte, rhythmische Instrumentalmusik

- Kartonringe auf ein Seil oder Tuch fädeln und dieses zubinden, sodass eine Art Bündel entsteht.
- Durchreichen, Werfen und Fangen dieses Bündels auf verschiedene Arten.
- Fußballexperimente mit dem Bündel.
- Jeder zieht einen Ring von dem Bündel und nimmt es zu sich.
- Bewegungsideen finden.
- Kartonring auf je einem Finger zum Schaukeln bringen.
- Versuchen, mit dem Ring des Nachbarn zu boxen.
- Ballon(s) mittels Ring in der Luft halten.
- Ring mit den Füßen vor dem eigenen Platz auf unterschiedliche Weise in Bewegung halten.
- Ringe kreuz und quer im Kreis mit den Füßen in Bewegung halten.
- Bambusstangen werden verteilt und dienen nun dazu, die Ringe im Kreis zu bewegen.
- Jeder angelt sich einen Ring.
- Experimente mit Ring und Stab.
- Spiel: Der Bewegungsgruppenleiter versucht, jeweils einen Ring mittels Stab wegzuangeln; wer keinen Ring mehr hat, versucht, den vom Nachbarn zu bekommen. (Ist dies nicht möglich, schnappt sich der Motogeragoge den Ring und hält diesen dann mit seinem Stab hoch oder/und bewegt ihn leicht hin und her, und der andere angelt ihn wieder retour.)

- Tücher wählen und den Ring auf ein Tuch fädeln.
- „Welche Bewegungsmöglichkeiten ergeben sich mit dieser Materialkombination?"
- Brückenbau zum Nachbarn, rundherum im Kreis. Gemeinsamer Tanz.
- Eigenes Tuch samt Ring zurückholen, Tuch mit beiden Enden oben in einer Hand halten, sodass der Ring hinabhängt: XXL-Ballon mit dem auf dem Tuch schwingenden Ring im Kreis in Bewegung halten.
- Gassenbildung: Auffädeln der Ringe auf Seile (siehe Anregungen Seile).
- Abklopf- oder Streichmassage mit dem Kartonring zu Musik.

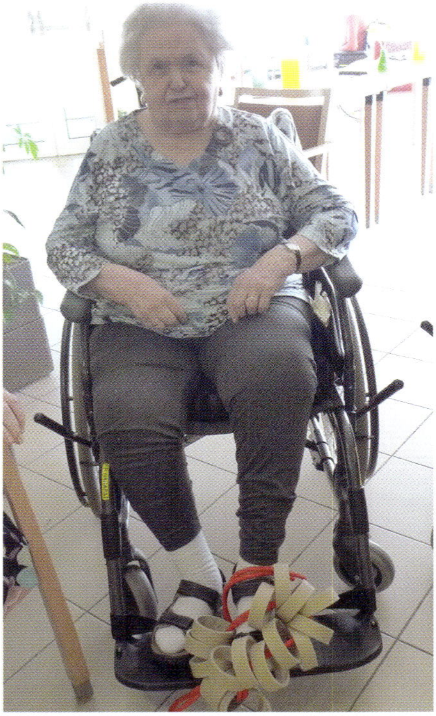

Kartonringe

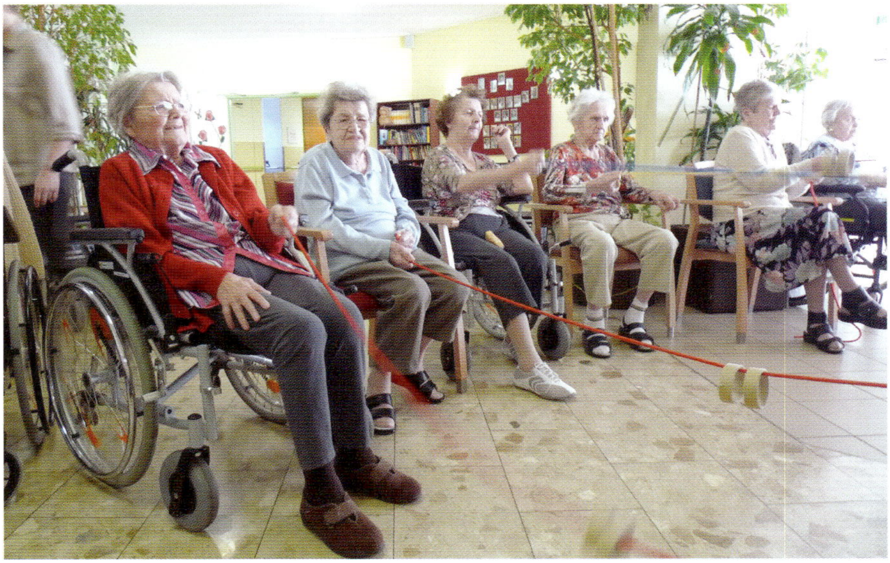

Kartonringe in der Seilgasse

Material: Pylonen

- Pylonen (oder aus Karton gefertigte (Schul-)Tüten oder Hütchen), Pingpongball, Luftballon, kleiner Wasserball, Bambusstäbe.
- Musik: Sanfte, rhythmische Instrumentalmusik.

- Ein mit Malerabdeckklebeband zusammengeklebtes Pylonengebilde (Unterseite an Unterseite kleben) wird im Kreis gereicht und auf unterschiedliche Weise geworfen und gefangen.
- Mit Pylonenturm im Kreis gehen, jeder wählt ein Stück und pflückt es vom Turm.
- Bewegungsexperimente mit dem Pylon.
- „Was könnte man damit darstellen?"
- Weiterreichen unterschiedlicher Bälle von Pylon zu Pylon im Kreis.
- Jeder erhält einen Pingpongball.
- „Welche Ideen werden mit dem Ball und dem Pylon gefunden?"
- Zielwerfen des Pingpongballs in ein Gefäß, mit dem der Bewegungsgruppenleiter durch den Kreis geht.
- Ballon mittels Pylon spielen.
- Der Gruppenleiter geht reihum zu jedem und ein kleiner Wasserball wird von umgedrehten Pylon zu umgedrehten Pylon gespielt.
- Kartonplatte von umgedrehten Pylonen zu umgedrehten Pylonen kippen.
- Seil oder Kartonring von Pylonspitze zu Pylonspitze bringen.
- Den Pylon auf die Fußspitze setzen und in Bewegung bringen.
- Vor sich auf den Boden stellen und im Sitzen darum herumgehen, jeweils mit einem Fuß darauf steigen, darübersteigen.
- Bambusstäbe zum Einsatz bringen.
- „Welche Ideen gibt es mit dieser Materialkombination?"
- „Welche Geräusche kann man mit dem Pylon erzeugen?"
- Eigenen Pylon unter Stuhl stellen.

- Etwa 3-5 Pylonen nacheinander von Stab zu Stab im Kreis weiterreichen.
- Der Gruppenleiter geht von Platz zu Platz und hält seinen Pylon mit der Unterseite zum Sitzenden und lädt diesen ein, seinen Pylon mit der Unterseite an den des Gruppenleiters anzudrücken – Kräftemessen.
- Streichmassage mit dem Pylon zu Musik.

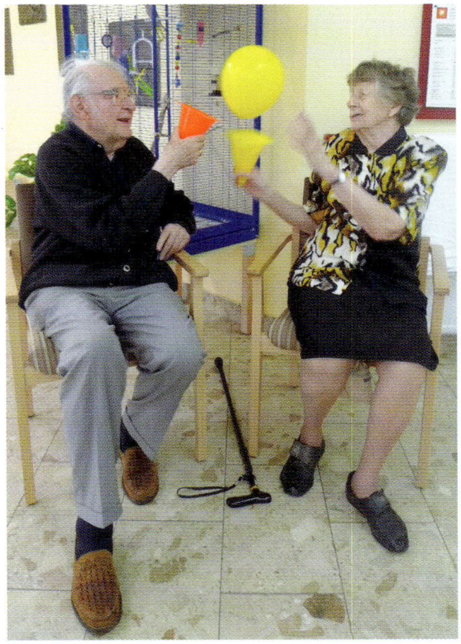

Pylonen

Material: Strumpfhosen

- Strumpfhosen, Bälle.
- Musik: „Wenn die Elisabeth nicht so schöne Beine hätt", Walzer oder Polka, Glenn-Miller-Musik/Swing, sanfte, rhythmische Instrumentalmusik

5

- Gebilde (alle Strumpfhosen in ein oder beide Beinteile einer Strumpfhose gestopft) wird durchgereicht – drücken, spüren, die Bewegungsmöglichkeiten testen.
- Wurf- und Fangspiele mit dem Gebilde.
- Mit den Beinen und Füßen in Bewegung halten.
- Jeweils zwei Sitznachbarn schnappen sich ein Bein, der Bewegungsgruppenleiter den Rest – gemeinsam schwingen bzw. ziehen.
- Jeder zupft sich eine eigene Strumpfhose heraus.
- Bewegungsexperimente mit der Strumpfhose.
- „Versuchen Sie, die Strumpfhose in möglichst viele Richtungen lang zu ziehen."

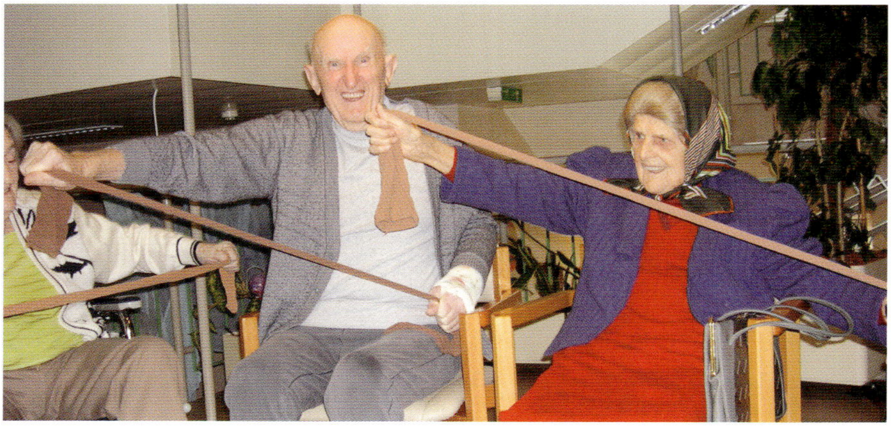

Strumpfhosen

- „Wie klein lässt sie sich machen?"
- Zum Lied: „Wenn die Elisabeth nicht so schöne Beine hätt" – Strumpfhose auf die Beine legen und zur Musik in Bewegung halten.
- „Welche Möglichkeiten finden Sie noch, die Strumpfhose mit Ihren Beinen in Bewegung zu bringen?"
- „Zu welcher Person im Kreis möchten Sie eine Brücke bauen?" Der Motogeragoge verknüpft jeweils zwei Strumpfhosen in der Mitte des Kreises – ein Netz entsteht.
- Netz zu Polka oder Walzer in Bewegung bringen.
- Kraftziehen.
- Netz in möglichst viele, unterschiedliche Richtungen bewegen.
- Eventuell Netzenden im Uhrzeigersinn weiterreichen.
- Einen Ballon auf dem Netz in Bewegung halten.
- Das Netz auflösen.
- Gassenbildung. Kräfteziehen mit Partner.
- Gemeinsam in Schwung kommen (zu Musik: Swing/Glenn Miller).
- Die Strumpfhosen gespannt halten, Ballon auf den gespannten Brücken durch die Gasse bewegen.
- Gasse und Partnerverbindung auflösen.
- Jeder nimmt eine Strumpfhose an sich. Streichmassage – auch selbst am Rücken/Schulterbereich möglich, wenn Gruppenleiter bei Bedarf hilft, die Strumpfhose umzulegen zu sanfter, rhythmischer Instrumentalmusik.

Material: Osterkörbe

- Osterkörbe (idealerweise aus Plastik mit Gitterrand), einige Plastikeier, unterschiedlich schwere Bälle, Bambusstangen, Wäscheseil.
- Musik: „Veronika, der Lenz ist da", Salinenbergmannsmarsch-musik, sanfte, rhythmische Instrumentalmusik.

- Zu „Veronika, der Lenz ist da" in Bewegung und Schwung kommen.
- Gespräch über Ostern.
- Wurfsack mit einem Korb darin wird geworfen und gefangen.
- Turm aus ineinandergestapelten Körben wird von Person zu Person gereicht, jeder nimmt sich einen Korb.
- Bewegungsexperimente mit dem Korb.
- Balanceflächen am Platz, am Körper für den Korb finden.
- Korb als Frisbee fliegen lassen.
- Korbstandfläche nach oben halten und diese als Trommel verwenden - Rhythmen finden, nachmachen.
- Korb zu Marschmusik als Trommel nutzen.
- Zuerst ein, danach mehrere bunte Plastikeier von Korb zu Korb weiterreichen; eventuell Richtungswechsel einbauen.
- Die Körbe auf den Boden bringen und mit den Füßen in der Mitte des Kreises bewegen.
- Zielwurf mit den Plastikeiern.
- Unterschiedlich schwere Bälle von Korb zu Korb weiterreichen.
- Bewegungsgruppenleiter spielt nacheinander jeweils einen Ball von seinem Korb in den Korb eines Teilnehmers durch schupfende Bewegung des Korbes = Korbball.
- Bambusstäbe werden verteilt und die Teilnehmenden eingeladen, auszuprobieren, welche Möglichkeiten sie finden, die Körbe mit den Stangen zu bewegen.
- Korbhockey, indem Körbe mit Stangen am Boden in Bewegung gehalten werden.

- Korbjonglage, indem Körbe auf die Stange gespießt und in der Höhe bewegt werden.
- Körbe auf Seil fädeln: Jeder, der seinen Korb auf das Seil gehängt hat, hält links und rechts davon das Seil fest; und der Motogeragoge reicht das Seil im Kreis weiter; wenn alle Körbe darauf hängen, das Seil verknoten.
- Körbe auf dem Seil in Bewegung bringen; (Musik): „Tulpen aus Amsterdam".
- Körbe auf dem Seil wandern lassen.
- Ausfädeln der Körbe, sodass jeder wieder einen bei sich hält.
- Abklopfmassage mit Korb zu Musik.

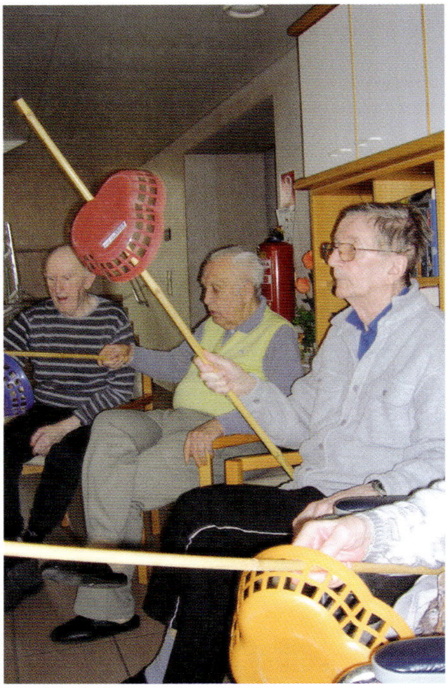

Körbe

Material: Lockenwicklerkopftücher

- Lockenwicklerkopftücher (günstig im Friseurbedarf zu erwerben) oder Jongliertücher, Bambusstangen.
- Musik: Ländlicher Walzer, Zirkusmusik, „Wenn die Elisabeth nicht so schöne Beine hätt", sanfte, rhythmische Instrumentalmusik.

- Alle Tücher aneinanderlegen und im oberen Drittel zusammenknoten – dieser „Farbkomet" wird nun im Kreis weitergereicht.
- Werfen und Fangen des „Farbkometen" auf unterschiedliche Weise.
- Knoten lösen – jeder wählt ein Tuch und zieht dieses aus dem Tücherschweif heraus (den Schweif durchaus festhalten, damit schon ein gewisser Kraftaufwand beim Herausziehen nötig wird).

- Bewegungsexperimente mit dem Tuch.
- „Wie können Sie es zum Schwingen bringen?"
- „Wie kann dieses Tuch fliegen?"
- Jonglieren zu Zirkusmusik.
- „Finden Sie Möglichkeiten, das Tuch an unterschiedlichen Stellen zu verstecken und dann wieder hervorzuzaubern.
- Tuch in beiden Händen verstecken – festes Zusammendrücken der Finger, dann langsam öffnen und eine „Zauberblüte" erblühen lassen.
- Wenn möglich, mit einer Hand probieren.
- „Bitte zaubern Sie aus dem Tuch eine Stange!"
- Bewegungsideen mit der „Tuchstange" finden.
- Brückenbau mittels der Tuchstange von Nachbar zu Nachbar.
- Brückentanz zu ländlicher Walzermusik.
- Bambusstangen werden ausgeteilt und die Anregung gesetzt, eine Art Fahne herzustellen.
- Die Fahnen in Bewegung bringen.
- Die Fahnenstangen im Kreis weiterreichen.
- Die Fahnentücher von der Stange pflücken und Bällchen aus den Tüchern knoten.
- Die Tuchbällchen auf den Boden befördern und mit Stangen in Bewegung halten. 5
- Tanz der Bällchen auf dem Netz.
- „Bitte stellen Sie nun aus den Bällchen wieder große Tücher her. Wenn es wieder seine volle Größe hat, legen Sie es bitte so auf, dass es wie eine Schürze oder ein Rock aussieht."
- Zur Musik von „Wenn die Elisabeth nicht so schöne Beine hätt" werden die Beine und Füße in Bewegung gehalten.
- „Stellen Sie aus dem Tuch einen Handschuh her." Der Bewegungsgruppenleiter ist nun Partner zum Kraftdrücken.
- Abklopf- oder Streichmassage mit dem zusammengeknäuelten Tuch zu Musik.

Material: Luftpolsterstangen

- Luftpolsterstangen (Verpackungsmaterial bei Versandware), Seilringe, Seile, Luftballon, Plastikeimerchen.
- Musik: Rhythmische (z. B. Marsch), sanfte, rhythmische Instrumentalmusik.

- Sack mit Luftpolsterstangen auf unterschiedliche Weise durch den Kreis bewegen.
- Faustballspiel mit diesem leichten Sack.
- Fußballspiel mit dem Sack.
- Jeder wählt eine Stange und zieht diese aus dem Beutel.
- „Welche Möglichkeiten finden Sie, diese Stange zu bewegen?"
- Fechtkampf – mit dem Bewegungsgruppenleiter und danach, wenn möglich, mit dem Nachbarn.
- Als Gymnastikstange verwenden.
- „Welche Möglichkeiten finden Sie, die Stange mit Ihren Beinen in Bewegung zu bringen?" (Achtung: Nicht daraufsteigen – Gefahr, dass es platzen könnte.)
- Stange als „Wurfspeer" einsetzen und versuchen, in ein markiertes Ziel in der Kreismitte zu treffen.
- „Welche Töne oder Geräusche können Sie der Stange entlocken oder mit der Stange erzeugen?"
- Zu rhythmischer Instrumentalmusik mit den Stangen den Rhythmus klopfen.
- Ballons mit Stangen in Bewegung halten – zuerst am Boden und danach in luftiger Höhe.
- Seilringe mit Stangen weitergeben.
- Seile auf Stangen weiterbefördern.
- Balanceflächen am eigenen Körper oder Platz für die Luftstangen finden.
- Kleines Plastikeimerchen auf der Stange balancieren und von Stange zu Stange im Kreis weiterreichen.
- Abklopfmassage mit der Stange zu Musik.

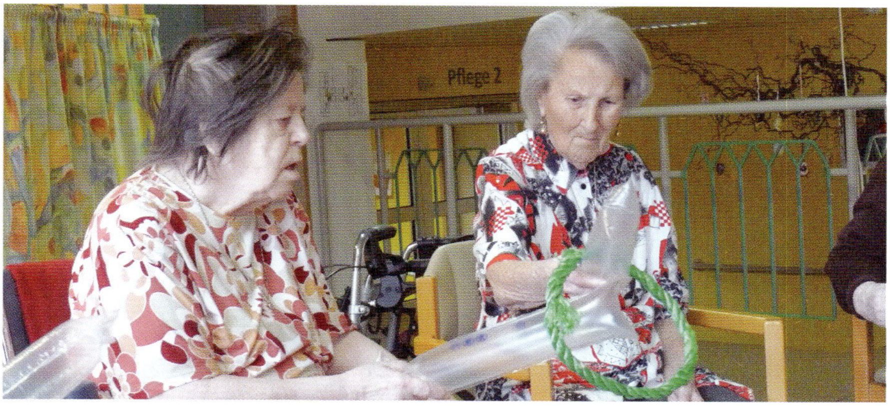

Luftpolsterstangen

Material: Kartonplatten

- Kartonplatten, Luftballon, Ball, Kartonring, Bierdeckel, Korken.
- Musik: Salinenbergmannsmarschmusik oder Trommelmusik, sanfte, rhythmische Instrumentalmusik.

5

- Das Kartonplatten mit Malerabdeckklebeband zu einem Paket zusammenkleben oder mit einer Paketschnur fest zusammenschnüren.
- Das Kartonplattenpaket von Nachbar zu Nachbar weiterreichen.
- Das Kartonplattenpaket werfen und fangen.
- Das Kartonplattenpaket mit den Füßen in Bewegung halten.
- Jeder wählt eine Kartonplatte.
- Bewegungsexperimente mit der eigenen Platte.
- „Ist es möglich, mit der Platte Geräusche eines Regens herzustellen?"
- „Welche Geräusche kann man noch damit erzeugen?"
- Platte als Rhythmusinstrument – zu Salinenmarsch – oder Trommelmusik als Trommel verwenden und den Rhythmus mitklopfen.
- Die Platte auf den Boden befördern und mit den Füßen in Bewegung bringen.
- „Ist es möglich, mit der Platte Schlittschuh zu laufen oder auf den Rollschuhen zu fahren?"

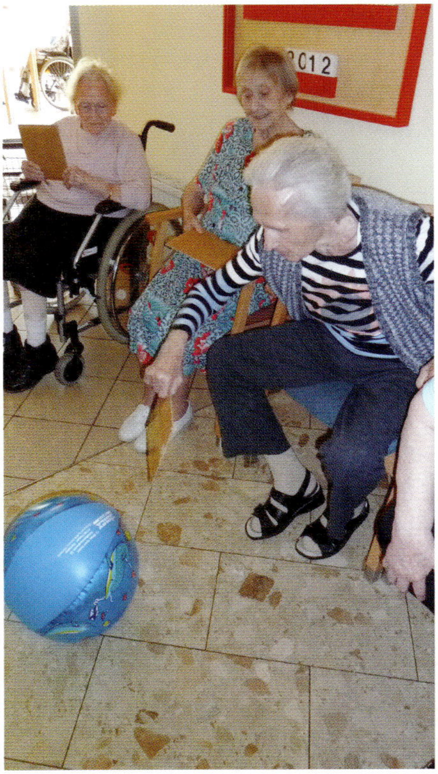

Kartonplatten

- Die Platte auf unterschiedlichen Körperteilen balancieren.
- Den Kartonring auf der Platte balancieren und weiterreichen.
- Bierdeckel, Korken, o. Ä. auf die gleiche Weise von Platte zu Platte wandern lassen.
- Den Ball von Platte zu Platte bewegen.
- Plattenballonspiel – der Bewegungsgruppenleiter spielt den Luftballon von Platte zu Platte mit jedem Teilnehmer.
- Den Ballon mit Platten in der Luft halten.
- Mittels Malerabdeckkleband ein oder mehrere Zielfelder markieren. Die Platten in diese Zielbereiche werfen.
- Die Platten durch Bewegung der Füße in die Ziele befördern.
- Kraftdrücken: Der Bewegungsgruppenleiter drückt jeweils seine Platte gegen die eines Teilnehmers und steht als „Kampfpartner" zur Verfügung.
- Streich- oder Abklopfmassage mit der Platte zu Musik.
- Turmbau: Dem Nachbarn die Platte weitergeben, der nimmt sie und legt sie auf die eigene und reicht alles zusammen weiter zu seinem anderen Nachbarn, bis ein Turm entstanden ist, den der Gruppenleiter in die Mitte des Kreises stellt.

Material: Waschlappen

- Waschlappen, unterschiedliche, handgroße Bälle, Badeente, Badeschwamm, Wäscheleine oder Seil, Netz, Bambusstangen, unterschiedliche Gegenstände (Bausteine, Murmeln, Steine, Watte).
- Musik: Landler, Walzer oder Polka, Swing, sanfte, rhythmische Instrumentalmusik.

- Ein größerer Waschlappen, der mit Waschlappen in normaler Handgröße ausgestopft ist, wird im Kreis gereicht, geworfen, gefangen.
- Jeder zieht einen Waschlappen aus dem größeren heraus.
- Bewegungsideen finden.
- Balanceflächen für den Waschlappen am Platz oder Körper finden.
- „Welche Möglichkeiten finden Sie, den Waschlappen zum Fliegen zu bringen?"
- Waschlappen als Boxhandschuh anziehen.
- Der Bewegungsgruppenleiter steht als „Kampfpartner" zur Verfügung – Kraftdrücken, wenn möglich, auch mit der anderen Hand.
- Gegenstände, wie unterschiedliche Bälle, eine Badeente, Badeschwamm, o. Ä., von Handschuhhand zu Handschuhhand weiterreichen; ist dies von Nachbar zu Nachbar nicht möglich, übernimmt der Motogeragoge an dieser Stelle „die Brücke".
- Bambusstäbe verteilen und den Waschlappen aufspießen.
- Bewegungsideen mit dieser Materialkombination finden.
- Tanz der Waschlappen auf der Stange zu Musik (Landler).
- Spiel: Der Bewegungsgruppenleiter „stiehlt" mit dem eigenen Stab einen Waschlappen, der Bestohlene versucht, selbst wieder einen anderen Waschlappen aufzuspießen.
- Den eigenen Waschlappen bei sich verstecken und sich das Versteck merken.
- Der Bewegungsgruppenleiter reicht nun befüllte Waschlappen (Murmeln, Bausteine, Glöckchen, Steine; je beeinträchtigter die Dialoggruppe, desto weniger Gegen-

stände) im Kreis herum – spüren und fühlen, wenn möglich, sprachlich ausdrücken, was gefühlt wird; hier kann es hilfreich sein, Fragen zu stellen, wie z. B.: „Fühlen Sie es hart oder weich? Viel oder wenig? Leicht oder schwer? Können Sie etwas darin hören?"

- „Geheimnisse lüften" – die zutage gekommenen Gegenstände betrachten.
- Eigenen Waschlappen wieder aus seinem Versteck holen („Wo war er?").
- „Welche Möglichkeiten entdecken Sie, den Waschlappen mit den Füßen in Bewegung zu halten?"
- Tanz der Waschlappen auf dem Netz zu Musik (Walzer, Polka).
- Ein langes Seil bzw. Kunststoffwäscheleine (lässt sich leichter durch die enge Schlaufe des Waschlappens fädeln) weiterreichen lassen und den eigenen Waschlappen darauf fädeln; rechts und links des Waschlappens die Schnur halten.
- Die hängenden Waschlappen in Bewegung bringen, eventuell mit Musik (Swing) dazu.
- Waschlappen auf der Schnur in eine ausgemachte Richtung weiterschieben; eventuell Richtungswechsel einbauen.
- Streichmassage mit Waschlappen zu Musik.
- Turmbau, indem der eigene Waschlappen auf den des Nachbarn gelegt und weitergereicht wird.

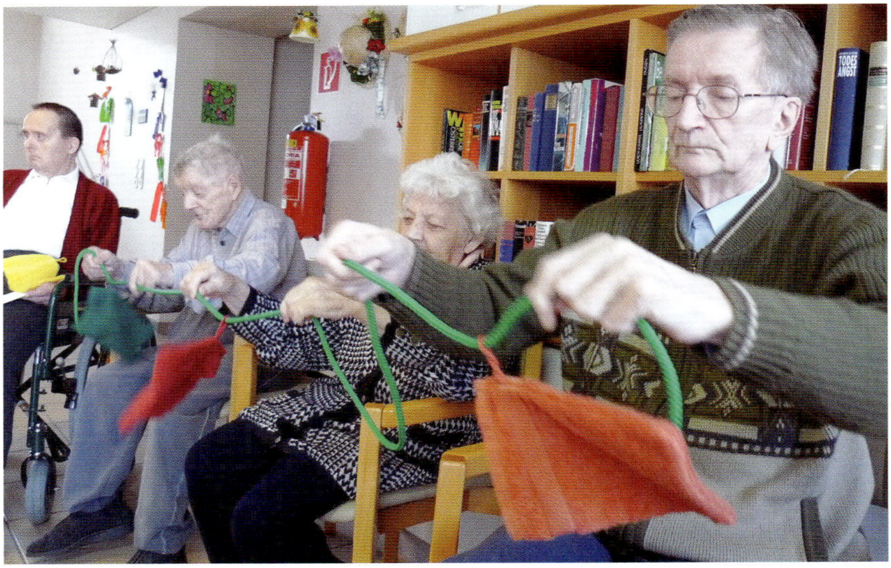

Waschlappen

Material: Riesenstrohhalme

- Riesenstrohhalme (diese gibt es in verschiedenen Stärken – manchmal empfiehlt es sich, drei zusammenzunehmen und am oberen und unteren Drittel mit Malerabdeckklebeband zusammenzukleben, dann hat man mehr Stabilität), Luftballons, Plastikbecher, stabilen Plastikring (z. B. Innenteil einer Klebebandrolle oder Plastikring eines Flaschenschraubverschlusses), Eimer.
- Musik: Zirkusmusik, Salinenbergmannsmarschmusik, Swing, sanfte, rhythmische Instrumentalmusik.

- Bündel von Riesenstrohhalmen mit Malerabdeckklebeband am oberen und unteren Drittel zusammenkleben.
- Durchreichen des Bündels von Teilnehmer zu Teilnehmer.
- Werfen und Fangen.
- Das Bündel mit den Füßen weiterbewegen.
- Jeder wählt einen Strohhalm aus – aus dem Bündel ziehen (dazu das Klebeband lockern).
- Bewegungsideen finden.
- Strohhalme einander begrüßen lassen – wie weit reicht es?
- Balancieren des Strohhalms auf Hand, Fingern, Schenkeln.
- „Bitte halten Sie mithilfe Ihres Strohhalms den/die Ballon/s in Bewegung, die nun in den Kreis kommen" (Luftballons in den Kreis spielen).
- Einen Ballon mit den Strohhalmen in der Luft in Bewegung halten. Der Motogeragoge steht in der Mitte des Kreises und spielt den Ballon reihum zu.
- „Was könnte der Strohhalm darstellen?"
- Halm als Dirigentenstab verwenden, zu Salinenmarschmusik den Taktstock schwingen.
- Plastikring angeln (aus der Hand des Motogeragogen) und diesen auf dem Strohhalm in Bewegung halten.

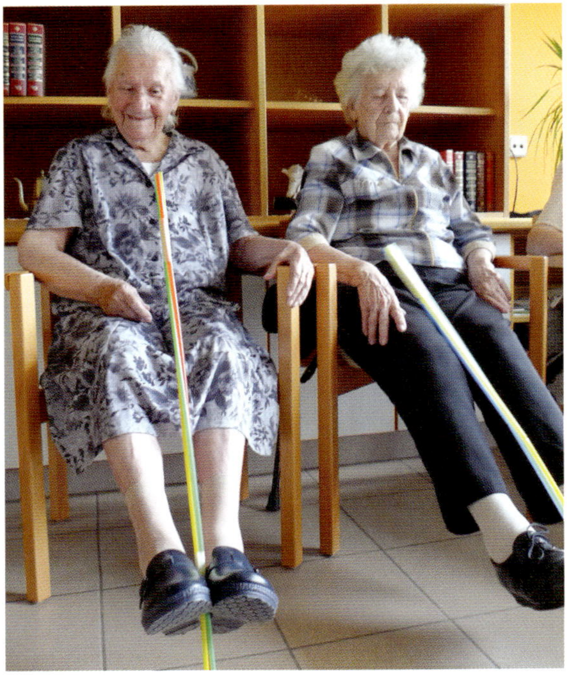

Riesenstrohhalme

- Weitergeben eines Plastikrings von Halm zu Halm.
- Den Plastikring auf dem Boden mit dem Strohhalm in Bewegung halten.
- In eine am Boden aufgeklebte Zielfläche befördern, einen anderen Ring von dort angeln, im Kreis eine Strecke führen und dann wieder das Ziel ansteuern.
- Ein Plastikbecher wird von Strohhalm zu Strohhalm weitergereicht.
- Jeder erhält einen Becher – zu Musik in Bewegung halten.
- Den Strohhalm vor dem Platz auf den Boden legen. „Welche Möglichkeiten finden Sie, den Strohhalm zu übersteigen? Den Strohhalm mit den Füßen in eine andere Position zu bringen? Ihn mit den Füßen zu bewegen?"
- Den Strohhalm als Gymnastikstange verwenden.
- Brückenbau mit dem Bewegungsgruppenleiter reihum: Gegenseitig halten beide ihren und den Halm des anderen fest – gemeinsam in Schwung bringen, eventuell unterstützt von Musik (Swing).
- 2-3 Eimer verteilt im Kreis aufstellen: Ziel: „Speer"-Würfe.
- Abklopfmassage zu Musik.

Material: Stofftaschen

- Stofftaschen, Bambusstäbe, Ball, Polster, Seil.
- Musik: Landler, sanfte, rhythmische Instrumentalmusik.

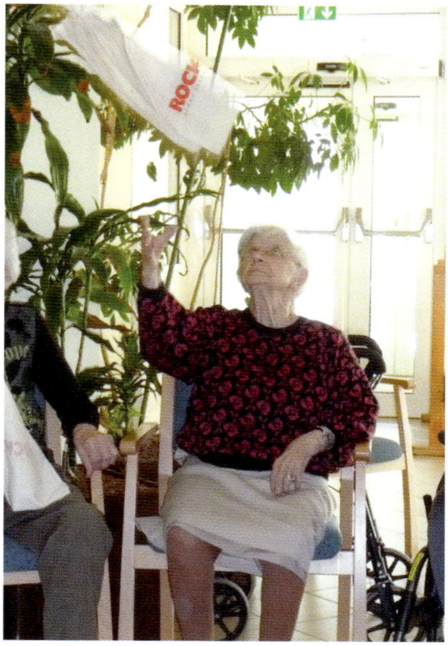

Stofftaschen

- Eine Tasche, gefüllt mit den anderen Taschen, wird geworfen, gefangen.
- Taschenfußball.
- Taschenfaustball.
- Jeder wählt eine Tasche und zieht sie heraus.
- Bewegungsexperimente.
- Bewegungsgruppenleiter steht als „Kampfpartner" jedem zur Verfügung.
- Flugeigenschaften der Tasche erkunden.
- Fußschaukel bauen und erproben.
- „Wie können Sie die Tasche um Teile Ihres Körpers wandern lassen?"
- Mittels Taschenhenkel Brücken zum Nachbarn bauen.
- Taschenbrückentanz: Walzer oder Landler.
- Kombination mit Bambusstäben: Angeln, Schleudern, Jonglieren der Tasche mithilfe der Stangen.
- Korb in der Mitte des Kreises als Ziel – Taschen mithilfe der Stangen in das Ziel befördern.
- Befüllte Tasche (mit Polster oder größerem Ball) im Kreis reichen.
- Werfen und Fangen dieser Tasche.
- Fußball mit befüllter Tasche.
- „Welche Ideen finden Sie, Ihre Tasche an Ihrem Körper aufzuhängen?"

- „Lässt sich die aufgehängte Tasche in Bewegung bringen?"
- Taschentrapez: Beide Hände in die Tasche stecken, der Motogeragoge steht gegenüber und hat ebenso die Hände in der Tasche; kleineren Wasserball von Trapez zu Trapez spielen.
- Streichmassage mit gefalteter/geknüllter Tasche zu Musik.
- Wiederherstellung des Taschenballs vom Anfang der Stunde.

Material: Schläuche

- Schläuche (entweder Stücke von Gartenschläuchen – kann man sich im Baumarkt abschneiden lassen) oder Heulrohre (im Spielzeugfachhandel erhältlich); Murmeln, Luftballons.
- Musik: Swing, sanfte, rhythmische Instrumentalmusik.

- Schläuche zu einem Bündel machen, mit Malerkreppklebeband fixieren und im Kreis reichen.
- Werfen und Fangen des Bündels.
- Mit den Füßen am Boden in Bewegung halten.
- Das Bündel wird gelöst, jeder wählt ein Schlauchstück und zieht dieses aus dem Bündel.
- Bewegungsexperimente mit dem eigenen Schlauchstück.
- „Versuchen Sie, mit Ihrem Schlauchstück ein anderes zu erreichen und zu begrüßen. Den Nachbarn nebenan, schräg oder gegenüber – geht das?"
- Schläuche zum Tönen bringen: „Welche Geräusche oder Töne können Sie dem Schlauch entlocken?"
- Jeder wählt eine Murmel oder Holzkugel und gibt diese in den Schlauch.
- „Was ist nun zu hören/zu spüren?"
- Die Kugel im Schlauch in Bewegung halten, ohne dass sie herausfällt; anbieten, noch weitere Kugeln zu nehmen.
- Der Bewegungsgruppenleiter geht mit einem Gefäß in die Runde und bittet, dass die Kugel in das Gefäß gezielt wird.

- Das Schlauchstück vor dem Sessel/Rollstuhl auf den Boden legen und mit den Füßen in Bewegung halten.
- Den Schlauch wieder zur Hand nehmen (bei Bedarf helfen) und zu Musik (Swing) tanzen lassen.
- Ein oder mehrere Ballons mit den Schläuchen im Kreis in Bewegung halten.
- Den Schlauch mit einer Hand zu einem Ring geformt halten, sodass dieser einen Schläger darstellt und versuchen, den Ballon so weiterzureichen, in der Luft zu halten, Luftballontennis damit zu spielen.
- Der Motogeragoge geht der Reihe nach zu jedem und fragt, ob er sich mit seinem Schlauchstück einhaken darf: So hält der Sitzende sein Stück mit beiden Händen in leichtem Bogen und der Spielpartner macht Sägebewegungen bis hin zum Kraftziehen.
- „Welche Möglichkeiten finden Sie, den Schlauch bei sich oder Ihrem Platz wandern zu lassen?"
- Eimer oder Körbe im Kreis aufstellen: mit den Schläuchen eine Art „Speerwurf" versuchen.
- Streichmassage mit dem Schlauch zu Musik.

Material: Bambusstöcke

- Bambusstöcke, Bälle, Ringe aus Bast oder Karton.
- Musik: Wanderlied (Heinz Rühmann), Salinen- oder Bergmannsmarschmusik, sanfte, rhythmische Instrumentalmusik

- In Schwung und Bewegung kommen, unterstützt durch ein Wanderlied (z. B. „Das Wandern ist des Müllers Lust", „Wozu ist die Straße da – zum Marschieren").
- Jeder wählt einen Bambusstab – weitermarschieren mit „Wanderstock".
- Bewegungsideen mit dem Stock finden (Hinweis, auf den Nachbarn aufzupassen).
- Entsteht die Idee zu fechten, steht immer der Bewegungsgruppenleiter als Partner zur Verfügung.
- Den Stab als Stift verwenden und Zahlen, Zeichen in die Luft schreiben.

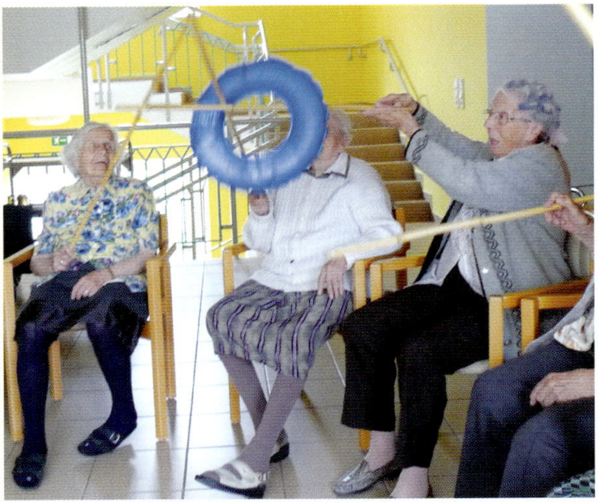

Bambusstöcke

- Mit Stab am Boden „zeichnen" – ist ein Kachelboden vorhanden, bietet es sich idealerweise an, die Fugenlinien mit dem Stab nachzufahren: „Wo führen Sie die Linien hin? Finden Sie einen Weg – weg von Ihrem Platz und wieder retour"; ist ein Boden mit einer gesprenkelten Maserung vorhanden, kann die Anregung lauten, möglichst viele dunkle/helle Flecken, Punkte etc. mit dem Stab zu berühren.
- Experimentieren, wo und wie der Stab sich balancieren lässt.
- Unterschiedlich schwere und große Bälle mit dem Stab im Kreis in Bewegung halten.
- Zu Salinen-/Bergmannsmarschmusik den Stab als Taktstock verwenden, um sich im Rhythmus dazu zu bewegen.
- Versuchen, mit dem Stab die Fußspitzen zu berühren – vorzugsweise 1 x links/1 x rechts.
- Den Stab, in die Mitte zeigend, vor den Platz legen: Übersteigungsmöglichkeiten finden.
- Den Stock als „Ski" oder „Kufe" verwenden: „Wer möchte eine Fahrt damit wagen?", indem der Fuß darauf gestellt und versucht wird, so den Stab vor/zurück oder seitlich zu bewegen.
- Bast- oder Kartonringe werden am Boden verteilt und die Stäbe wieder zur Hand genommen.
- „Hockeyspiel" – jeden Ring, der in die Nähe des eigenen Platzes kommt, versuchen, mittels des Stabes wieder wegzubewegen.
- Die Beine abklopfen zu Musik.

Material: Luftschlangenröhren

- Mit Klebefolie umwickelte Luftschlangenröhren: rechteckige Klebefolie zuschneiden, Luftschlangenröhre damit umwickeln, überstehende Ränder 4-6 x bis zum Rand der Röhre einschneiden und ins Innere der Röhre biegen und festdrücken.
- Bambusstangen, Netz.
- Musik: Zirkusmusik, sanfte, rhythmische Instrumentalmusik.

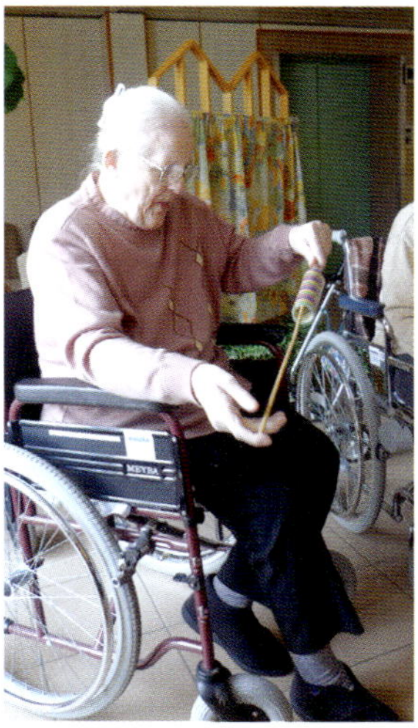

Luftschlangenröhren

- 3-4 solcher Röhren auf Draht fädeln und ein Bündel herstellen – dieses werfen, schleudern und fangen.
- Nur mit den Füßen das Bündel weiterbewegen.
- Jeder wählt eine Röhre und probiert aus.
- „Lassen Sie nur Ihre Finger erforschen, wie Sie die Röhre bewegen können."
- Eigene Rolle zur Seite legen und 2-3 nacheinander nur von Finger zu Finger im Kreis weiterreichen. 5
- „Welche Möglichkeiten gibt es, die Rolle am Körper rollen zu lassen?"
- Ideen finden, was die Röhre darstellen könnte (z. B. Flöte, Fernrohr, Hörrohr).
- Rolle mit den Füßen in Bewegung halten (Hinweis: Nicht darauf steigen!).
- Bambusstangen kommen dazu – welche Möglichkeiten ergeben sich mit dieser Kombination?
- Hockey: Die Röhren mit den Stangen am Boden kreuz und quer befördern.
- Tanz der Röhren auf dem Netz mit Zirkusmusik.
- Zielwürfe in markierte Flächen oder Behälter.
- Streichmassage zu Musik.

KAPITEL 6

Kapitel 6

IDEEN AM TISCH FÜR ZWISCHENDURCH

Diese Sequenzen sind gedacht, den Alltag aufzulockern, Bewegungselemente und Impulse in den meist stillen, beinah bewegungs- und regungslosen Aufenthaltsraum zu bringen. Ergibt sich eine passende Situation und steht ein wenig Zeit zur Verfügung, ist es ideal, immer wieder zu diesen und ähnlichen Ideen zu greifen und so in den Tagesablauf bewegte Momente einfließen zu lassen: Alle Ideen lassen sich sowohl mit einer, wie bis zu fünf Personen am Tisch gut umsetzen.

Nur ein Gegenstand am Tisch

Bei diesen Sequenzen, die zwischen 5 und 15 min liegen können, kann der Begleiter/Impulsgeber mitspielend oder beobachtend sein – je nach Bedarf und Situation. Oft genügt jeweils ein mitgebrachter Ball/Gegenstand.
Aufmerksamkeit, Konzentration, Koordination, Reaktion der Teilnehmenden werden aktiviert und nach wenigen Momenten ist der Spaß an der Sache spür- und erlebbar.
Die Anregung dazu lautet: „Bitte halten Sie den Ball (oder den Gegenstand), der nun auf den Tisch kommt, in Bewegung." Meist allerdings muss man nicht viel sagen – der Impuls, den ein rollender Gegenstand ausübt, wirkt von alleine.

- Bälle aller Art:
  Tennisball, Kooshball, Massageball, Jonglierball, Pingpongball, Styroporkugel, Gummiball, Holzkugeln, Bällchen aus einem Obstnetz und Stöpseln hergestellt, Alufolienball etc., sämtliche Bälle/Ballarten, die interessant erscheinen und nicht zu groß sind.

Es empfiehlt sich, vielfältig zu variieren in Größe, Gewicht, Beschaffenheit der angebotenen Bälle.

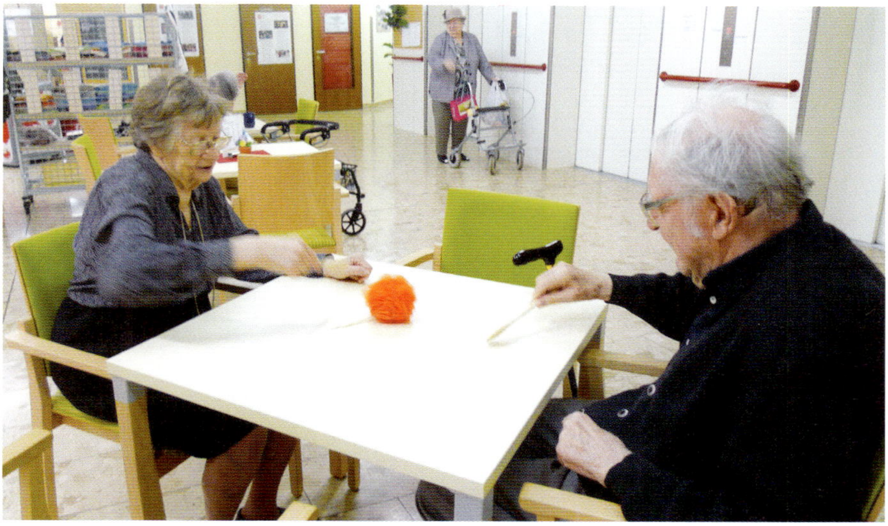

Schwammball

6

- Glasmurmeln: Mit Schals oder Tüchern eine Erhöhung am Tischrand legen. Eine (größere) Murmel in Bewegung halten.
  - **Variationen:** Mehrere, verschieden große oder ganz viele Murmeln erzeugen jeweils andere Stimmungen.
- Gegenstände aller Art: Fadenspulen, Bänderspulen, CDs, in deren Mitte man eine Murmel in passender Größe platziert hat (Kreiseleffekt).
- Runde, bauschige Dusch- und Putzschwämme, Kartonröhrchen, Kartonringe (Innenteil von Klebebändern).
- Gurkenglasdeckel, Wollknäuel, Rundholzstäbe, Schottersteine etc. – sämtliches an Alltagsgegenständen, die sich gut auf einer glatten Fläche in Bewegung bringen lassen.

Experimentieren mit vielen Gegenständen

Ist etwas mehr Zeit, bietet es sich an, viele Dinge von der gleichen Sorte den um den Tisch Sitzenden zur Verfügung zu stellen und zum Experimentieren einzuladen: „Bitte probieren Sie mit den Dingen, die ich mitgebracht habe, aus, was Ihnen damit einfällt – viel Vergnügen!"

- Plüschbommel (bunt oder schwarz-weiß im Bastelbedarf erhältlich),
- Gummiflaschenstöpsel,

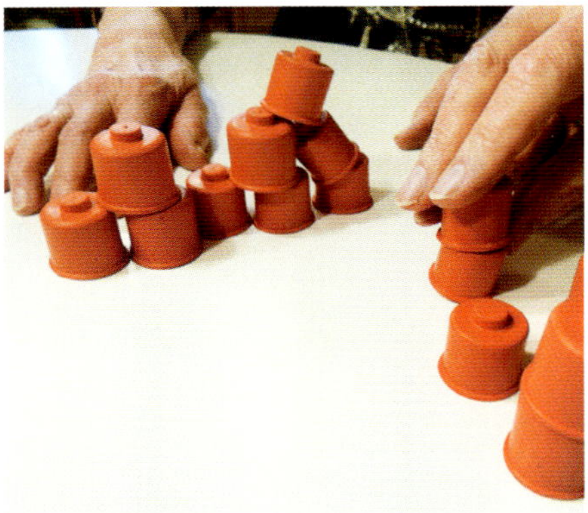

Gummistöpselmauer

- Holzstäbchen (Mundspachtel vom Arzt),
- Wäscheklammern (ideal: größere Modelle),
- Bierdeckel,
- Kronenkorken,
- Schraubverschlüsse aus Kunststoff (von PET-Flaschen o. Ä.),
- Steine,
- Ästchen, Kastanien, Eicheln
- Blätter in unterschiedlichen Formen/ Größen,
- Mugelsteine,
- Origamipapiere,
- Eislöffelchen,
- Schrauben und Muttern,
- Alufolienstücke,

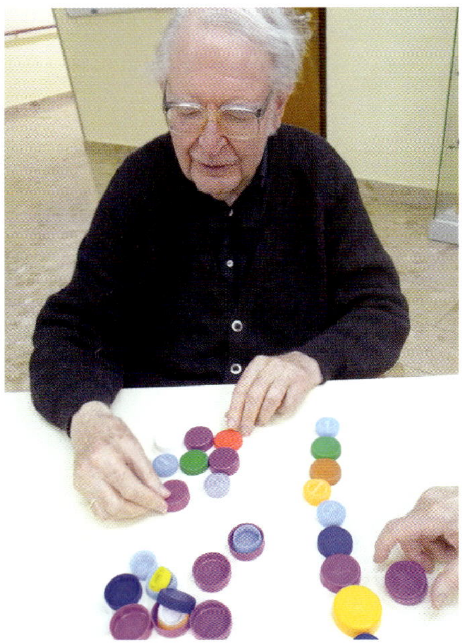

Schraubverschlüsse sortieren

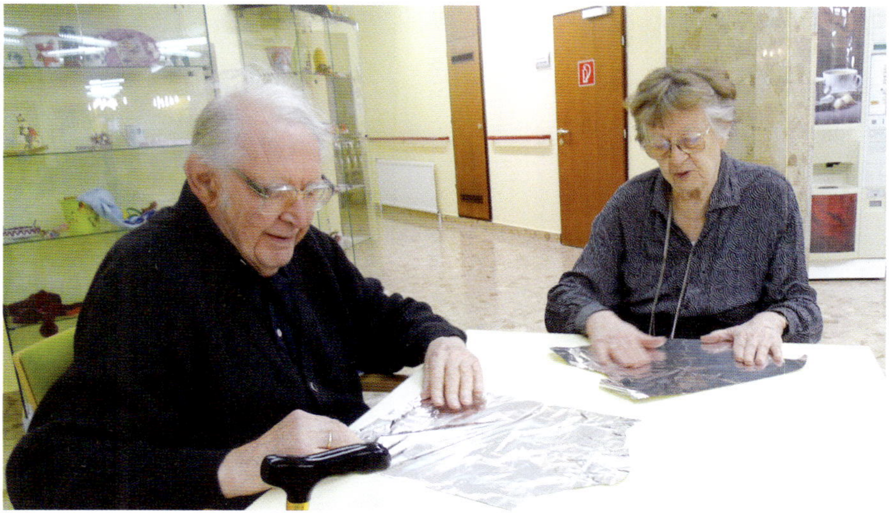

Alufolienexperimente

- Korken,
- Kunststoffringe (der Befestigungsring von Drehverschlüssen), 6
- bunte, größere Gummiringe oder Einmachringe,
- Knöpfe,
- Magnete,
- etc. – was auch immer als interessant und geeignet scheint –
- eigentlich sind auch hier der Fantasie keine Grenzen gesetzt.

Meist kommen die Bewohner im Tun und Ausprobieren selbst auf viele Ideen – dies ist aus motogeragogischer Sicht der Idealfall.

Impulse geben

Es kann durchaus vorkommen, dass doch Außenimpulsen nötig sind. In diesem Sinne finden sich in der Folge einige Ideen und Anregungen.

Sortieren

- Mit allen verschiedenfarbigen Legematerialien bietet sich Folgendes an:
  - Farben/Größen sortieren.
  - Musterreihen/Flächen bzw. Bilder legen.
  - **Variation:** Der Begleiter sortiert gemeinsam mit dem Bewohner 5-7 verschiedene Stöpsel, Knöpfe aus und genau die gleichen dieser Art noch einmal, damit jeder von beiden das gleiche Grundmaterial vor sich liegen hat. Der Begleiter bittet nun den Bewohner, dass er eine Musterreihe, Gebilde, Turm für ihn baut und baut dieses anschließend nach; der Bewohner kontrolliert den Nachbau, danach Rollentausch.

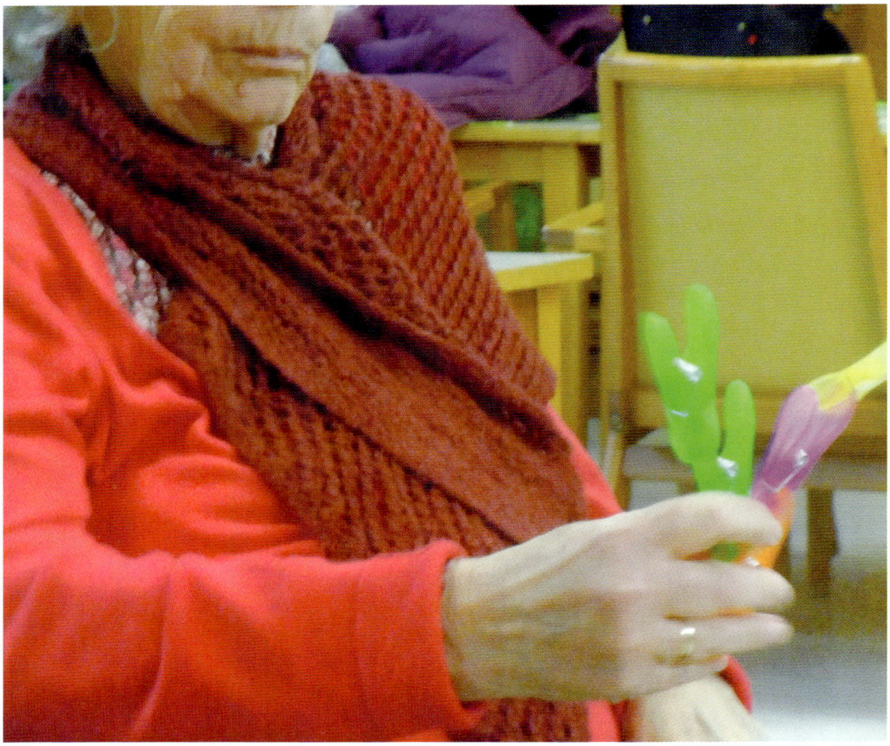

Wäscheklammergebilde

Boccia

„Boccia" mit Schraubverschlüssen: Jeder wählt etwa 3-6 Schraubverschlüsse einer Farbe und legt sich diese zurecht; in der Tischmitte wird ein Deckel platziert, in einer Farbe, die nicht gewählt wurde; nun probiert jeder der Reihe nach, seine Verschlüsse so nahe wie möglich an den Mitteldeckel zu bugsieren.

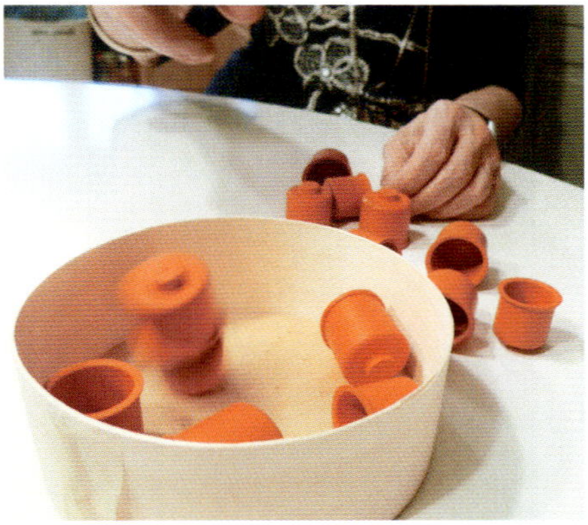

Froschhüpfen

„Froschhüpfen"/Zielwerfen: In der Tischmitte wird entweder mit Malerklebeband eine Zielfläche markiert, ein flacher Plastiksteller aufgestellt oder ein höheres Gefäß platziert; nun versucht jeder, seine Stöpsel in das Zielfeld zu befördern.

Froschhüpfen

Fitschigoggerl

Jeder Mitspieler erhält einen Kochlöffel, Holzstab, Ästchen, dickeren Strohhalm, Bierdeckel o. Ä. als kleinen Schläger; ein Stöpsel, Korken etc. steht als Geschoss zur Verfügung. Aufgabe ist es nun, den einen Gegenstand mit den Stäbchen in Bewegung zu halten.

Variation: Tore markieren und versuchen, diese zu treffen.

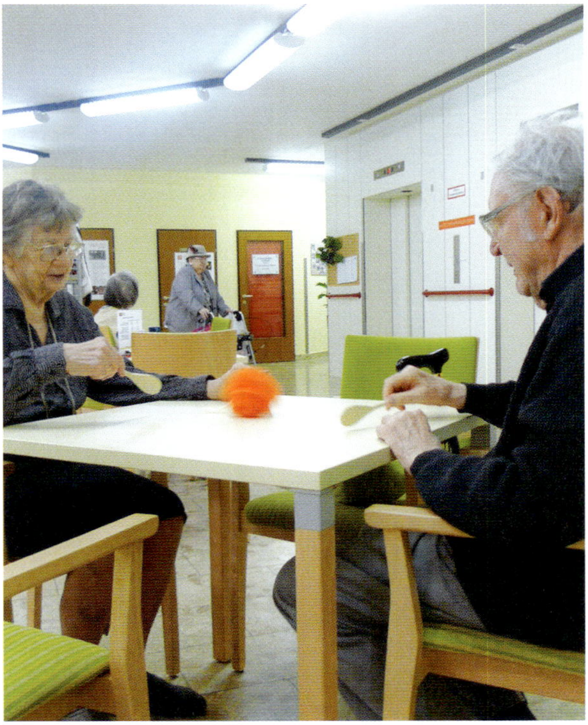

Fitschigoggerl

Bierdeckel

- Gebäude bauen mit diesem Material.
- ***Schnippen und fangen:*** Die Bierdeckel werden auf der Tischkante so aufgelegt, dass ein Teil des Deckels übersteht: nun von unten mit den Fingern/der Hand hochkatapultieren und auffangen.
- ***„Schnippschnapp":*** Herrichten eines Stapels von unterschiedlichen Bierdeckeln, wobei darauf geachtet werden muss, dass von jedem Bierdeckelmodell 8-10 Gleiche im Gesamtpaket vorkommen; Stapel gut mischen und aufteilen, sodass jeder gleich viele hat; nun deckt jeder abwechselnd eine Karte auf, sprich, hebt eine Karte vom eigenen Stapel ab und legt diese in die Tischmitte; danach ist der Spielpartner an der Reihe und legt eine Karte seines Stapels auf den bereits in der Mitte liegenden Bierdeckel; trifft es sich, dass genau der gleiche Bierdeckel, wie das Modell, das in der Mitte liegt, aufgedeckt und darauf gelegt wird, muss schnell reagiert werden: Wer als Erstes die Hand auf den Stapel legt und „schnapp" ruft, nimmt alle Karten an sich und das Spiel startet in die nächste Runde; hat einer keine Bierdeckel mehr, wird neu verteilt und derjenige mit den meisten Karten ist Sieger dieser Runde.
- ***Variation:*** Ohne schnelle Reaktion und auf Gewinn abzuzielen: Liegen zwei gleiche in der Mitte, werden sie weggenommen und es beginnt von vorne.
- ***Bierdeckeltransporter:*** Jeder wählt einen Bierdeckel und dieser wird zum Transportgerät oder Schläger: einzelne Dinge (z. B. Kronenkorken, Blatt, Stein, Schraubverschluss etc.) werden von Kärtchen zu Kärtchen weitergereicht.
- ***Variation:*** Richtungswechsel einbauen.

  Ein Luftballon wird mit den Bierdeckelschlägern über dem Tisch in der Luft gehalten.

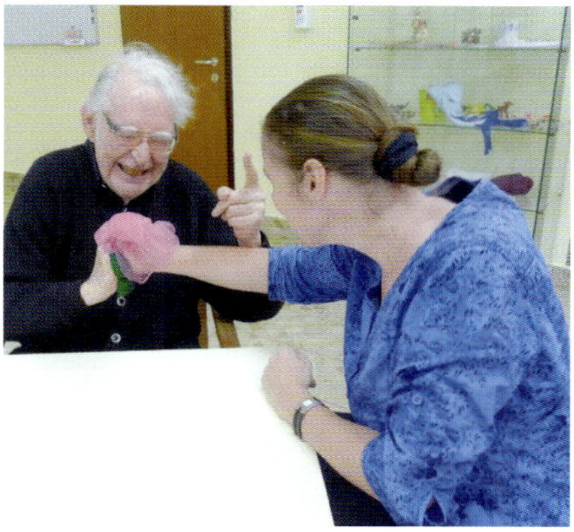 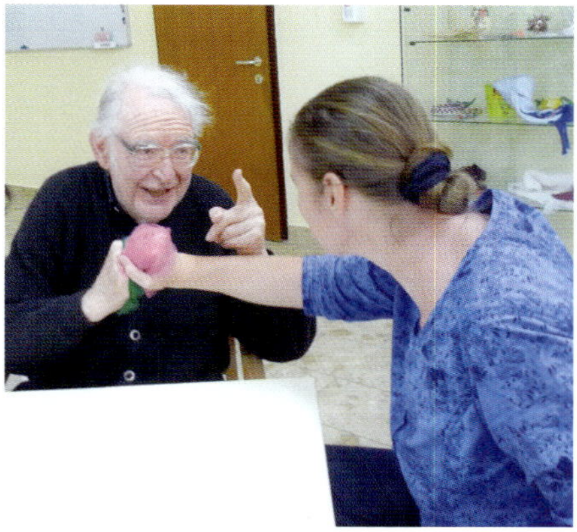

Kraftdrücken

Kräftemessen

- ***Boxhandschuh:*** Der Motogeragoge sowie der Bewohner machen sich aus einem Tuch einen Boxhandschuh; ist dieser fertig gestellt, beginnt der „Kampf": Kraftdrücken. 6
- ***Variation:*** Der Bewohner hält sein Tuch so, dass mit jeder Hand ein Tuchzipfel festgehalten wird; der Begleiter hängt nun das eigene Tuch ein und ein kräftiges Ziehen kann beginnen.

Alltagsgegenstände in Kleinformat

Paare finden

Sammlung von jeweils zwei Alltaggegenständen im Kleinformat. Die zusammengehörenden Paare müssen gefunden werden (z. B.: zwei Lockenwickler, zwei Spielkegeln, zwei Batterien, zwei Schrauben, zwei Nüsse, Korken, zwei Murmeln, zwei Eislöffelchen).

Bechermemory

6-12 Paare werden aussortiert und die Gegenstände werden einzeln unter Joghurtbechern versteckt; alle Mitspieler mischen die Becher durcheinander und achten darauf, dass letztendlich die Becher gut verteilt auf dem Tisch stehen; Ziel des Spiels ist es, den Tisch gemeinsam leerzuräumen (das bedeutet, alle denken und helfen mit, die Paare zu finden); einer beginnt und hebt einen Becher hoch, benennt und zeigt den darunter verborgenen Gegenstand, anschließend wird das Ding wieder unter dem Becher versteckt – (darauf achten, dass der Standplatz gleich bleibt!), der nächste Spieler hebt einen Becher hoch und es wiederholt sich das Benennen und Zeigen; kommt nun ein Paarstück zutage, werden alle aufgefordert, mitzudenken und Vorschläge zu machen, wo sich das zweite Stück befindet. Derjenige, der an der Reihe ist, hebt nun den Becher, welcher von den meisten genannt wurde und lüftet das Geheimnis; befindet sich tatsächlich das Paarstück darunter, werden beide Becher sowie beide Dinge vom Tisch geräumt und der Spielleitung gegeben.

Variation zur Vereinfachung: An Stelle der Joghurtbecher leicht durchsichtige, einfarbige Plastikbecher und weniger Paare verwenden.

Reihen legen

Einfacher als mit Knöpfen, Schraubverschlussdeckeln u. Ä. ist es, Reihen mit unterschiedlichen Alltaggegenständen zu legen.

Variation zur Erschwerung: Reihe legen, mit Tuch abdecken lassen und die gleiche Reihe nochmals legen, anschließend Tuch abdecken und nachsehen, ob man es richtig hat.

„Worte wecken auf"

Die Gegenstände, die in Reihen gelegt werden sollen, zunächst benennen und ein Gespräch über das Ding, seine Verwendung, möglicherweise ein Erlebnis damit initiieren;

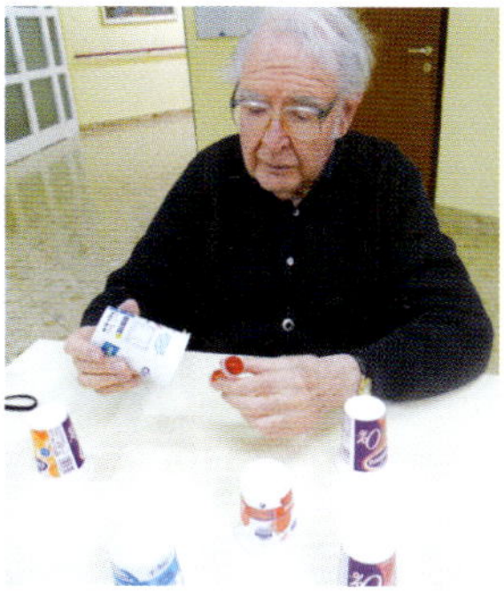
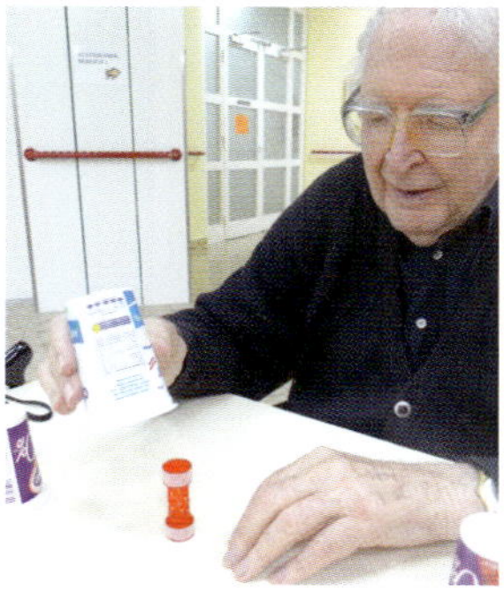
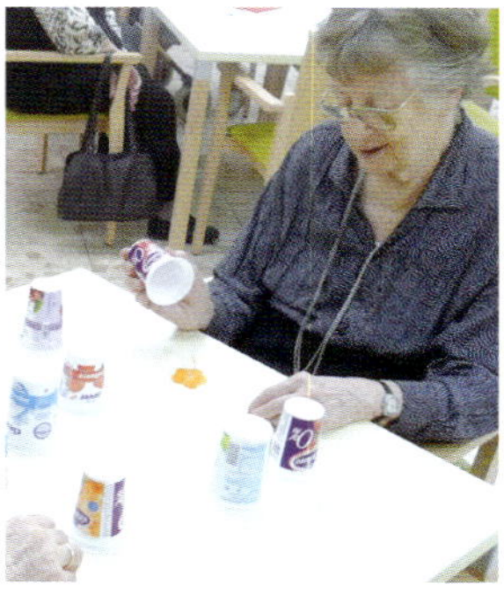

Bechermemory

oft entsteht durch das Begreifen der Gegenstände wieder der Begriff und Sprache setzt sich dadurch wieder in Bewegung. „Vom Greifen" zum „Begreifen" ist hier die Erklärung aus der Entwicklungspsychologie, die beschreibt, wie unsere Sprache und unser Denken in der Kindheit entstehen.

Zollstäbe

Formen, Buchstaben, Ziffern biegen; einer biegt etwas vor, der andere versucht, es nachzubilden.

Variation: Schläger/Racket aus dem Zollstock biegen und damit ein Match spielen; mögliche Bälle: Zeitungsball, Folienball, Softball, Stoffball, Luftballon; eventuell mit Größen variieren und den Schläger jeweils anpassen; „Tennis"- und „Hockey"-Varianten möglich.

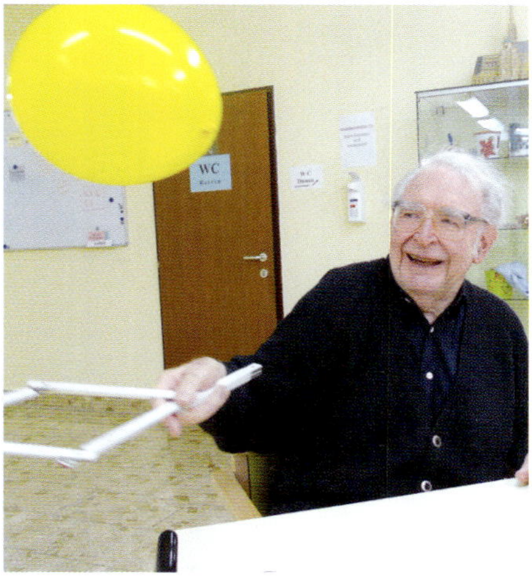

Zollstocktennisschläger

KAPITEL 7

Kapitel 7

WIE ES BEGANN – UND WIE ES MUT MACHT, ES AUSZUPROBIEREN

(THESI ZAK)

Ein mehr oder weniger bewegtes Leben liegt hinter dem Mensch im hohen Alter – mit oder ohne Demenz.

Bewegung ist DER Entwicklungs- und Lebensmotor schlechthin, ohne Bewegung bewegt sich nichts im Leben, äußere Bewegung/innere Bewegung, bewegende Momente, ständig in Bewegung, sich auf andere zubewegen, in Bewegung sein und bleiben, Bewegungsmöglichkeiten bzw. Einschränkungen erleben und erfahren, so „manches" bewegen, sich in Bewegung setzen, Bewegungsangebote, Bewegungskleidung, Bewegungsspiele, Bewegungsräume, bewegte und bewegende Bilder, ... ständig in Bewegung begegnen wir diesen und ähnlichen Begrifflichkeiten unser Leben lang.

Im Wort BeWEGung steckt mittendrin der WEG. Unser Lebensweg ist nur zu bewältigen und darauf voranzukommen, wenn wir uns ständig weiterbewegen. Irgendwann wird es immer herausfordernder, mühsamer, enger, steiler, anstrengender, diesen Weg weiterzugehen.

Körperliche wie auch seelische Einschränkungen und Erkrankungen werden zu immer gewichtigeren Hindernissen auf diesem Lebensweg.

Blicken wir in den Alltag einer Demenz-/Pflegestation, so sehen wir die Pflege in Bewegung, aber den Mensch im Alter und in der Demenz finden wir meist nahezu bewegungslos, regungslos in sich versunken, im Rollstuhl oder Sessel mehr hängend als sitzend.

Eine Ausnahme bilden die Erkrankten, die an Unruhezuständen und Rastlosigkeit leiden, auf- und ablaufen, Gegenstände hin- und herrücken oder ständig gleiche Bewegungen stereotyp ausführen.

Ab und an setzt sich Sprache in Bewegung um – oft durch Schreien, Schimpfen oder ständig gleiche Formulierungen.

Nicht zu unterschätzen, dass doch bei manchen die Emotionen, vor allem Angst und Aggression, ihr Ventil suchen und finden, es ganz plötzlich zu körperlichen Attacken kommen kann – über Bewegung Inneres „ausgelassen" wird.

Ist es möglich, in dieser Lebenssituation noch etwas zu „bewegen"?

Diese Frage hämmerte in mir, zu Beginn meiner Arbeit mit der Zielgruppe der Menschen mit Demenz.

Die folgenden Zeilen mögen einen Einblick in die psychomotorische Praxis auf der Demenzstation geben und Mut machen, den Lebensweg der Menschen mit Demenz über das Medium Bewegung zu begleiten und somit ihre Lebensqualität möglicherweise ein Stückchen zu verbessern.

Ich startete meine Arbeit als Motogeragogin in einem Pensionistenwohnheim mit durchwegs relativ fitten Bewohnern. Einmal pro Woche fand unsere Bewegungseinheit fröhlich bewegt im Sitzkreis statt und die Teilnehmer waren mit Feuereifer, Freude und jeder Menge eigener Ideen dabei, in regem selbsttätigen Tun – ganz im psychomotorischen Sinne.

Nach etwa einem Jahr ergab es sich, dass die Leitung des Hauses wechselte und der ehemalige Direktor meines Startheimes mich auch an sein neues Haus holen wollte.

Frohgemut, bereichert durch enorm viele bewegende Erfahrungen und Erlebnisse mit „meiner" recht fitten Truppe, machte ich mich auf den Weg zur Schnupperstunde in das neue Haus.

Wie bei solchen ersten Stunden üblich, wollten folgende Personen zusehen: Pflegedienstleiterin, Seniorenbetreuerin, Ergotherpeutin, Physiotherapeut, Direktor sowie einige aus der Pflege.

Man führte mich in den Aufenthaltsraum, wo bereits die vom Pflegepersonal zusammengestellte Gruppe wartete.

Ich muss gestehen, dass ich im ersten Moment fassungslos reagierte. Vor mir standen 15 Rollstühle und die Personen darin starrten mit stumpfem Blick vor sich auf den Boden, keine Regung, keine Bewegung, Starre, Leere, Stille empfing mich in diesem Raum.

Noch nie zuvor war ich einer Gruppe von Menschen mit Demenz in dieser Vielzahl und in diesem Stadium der Krankheit begegnet.

„Was soll ich hier? Hat es überhaupt Sinn, einen Versuch zu wagen?" Ich überlegte tatsächlich kurz, ob ich gleich die Flucht ergreifen sollte, sah die erwartungsvollen Blicke der Zuschauenden und spürte Verzweiflung, Angst und totale Unsicherheit in mir.

Ich nahm meinen ganzen Mut und all meine positiven psychomotorischen Erfahrungen zusammen und drehte eine Runde im Kreis, um alle Teilnehmer persönlich zu begrüßen. Ein wenig Veränderung im Blick oder in der einen oder anderen Haltung? Ich wusste nicht, ob mein erster Versuch, eine Brücke zu schlagen, bei irgendwem angekommen war.

In gewohnter Weise schaltete ich eine flotte Bergmannsmarschmusik an und lud ein, mit mir in die Stunde zu marschieren, so gut es geht, die Füße und Beine in Bewegung zu bringen. Ich marschierte im Sitzen in vollster Intensität, nahm meine Arme schwungvoll mit und merkte, wie meine Schweißränder wuchsen und wuchsen und sah nichts anderes, als dass niemand in der Gruppe meiner Einladung gefolgt war.

Im Gepäck hatte ich bunte, kugelige Duschschwämme, welche ich hervorholte und nun jedem in die Hand gab, denn auf meine Aufforderung, sich einen Schwamm auszusuchen, reagierte fast niemand.

Wie sollte ich weiter verfahren? Normalerweise kommt an dieser Stelle der Stunde meine Anregung, nun auszuprobieren, was jedem mit dem Material einfällt, welche Bewegungen mit dem Material möglich sind, wie man es in Bewegung bringen kann.

Ich blieb dabei und stellte diese Impulse in den Raum und es geschah – aus meiner Sicht – so gut wie nichts!

Völlig verzweifelt dreht ich eine weitere Runde im Rollstuhlkreis, und fragte jeden, ob ich den Schwamm am Körper wandern lassen dürfte, versuchte, eine Antwort von den sprachlos gewordenen Menschen zu erkennen und so den Schwamm auf der jeweiligen Person in Bewegung zu bringen und somit sensorische Reize zu setzen. Ein nächster Versuch bestand in einer weiteren Runde, in ein Geben und Nehmen zu kommen, 2, 3 x hin und her. Dieser Brückenschlag kam zumindest bei einigen ganz gut an.

Höhepunkt der Stunde bildete ein Tanz der Schwämme auf einem Obstschutznetz, welches ich im Kreis spannte. Wieder ging ich von Person zu Person und „hängte" somit jeden an das Netz. Die Schwämme legte ich auf das Netz, vereinzelt tat dies der Betreffende selbst.

Zu einem flotten Walzer bewegte ich nun intensiv das Netz und die Teilnehmer wurden sozusagen mitbewegt.

Zum Abschluss drehte ich nochmal, eine Runde, in welcher ich eine Handmassage anbot, begleitet von instrumentaler Musik.

Mit einem Abschiedsspruch beendete ich die Einheit und verabschiedete mich von jedem Einzelnen.

Völlig erschöpft, frustriert, enttäuscht und ratlos packte ich mein Material zusammen, während die Zuschauer die Bewohner zurück auf die Stationen brachten.

Ich fürchtete mich vor dem anschließenden Gespräch über das Angebot und wünschte mir eigentlich ein Loch im Boden, um darin zu verschwinden.

Als nun die Angestellten des Hauses zurückkamen, eröffnete der Physiotherapeut das Gespräch mit folgenden Worten: „Also, das war ein Wahnsinn!" – ich dachte, er würde nun sagen: „Ein Wahnsinn, was Sie sich erlauben, da anbieten zu wollen ...!" Er machte eine Atempause und setzte fort: "... ein Wahnsinn, was sich in dieser Stunde in der Gruppe getan hat!"

Sollte ich mich verhört haben?

Ich erwiderte, dass es für mich auch ein „Wahnsinn" war, ich erlebt habe, dass sich so gut wie NICHTS in der Gruppe getan habe ...! Daraufhin schilderten mir die Beobachter, was sie alles in dieser Stunde gesehen haben, bei den Menschen, die sie im Alltag auch nahezu nur in ihrer Versunkenheit erleben.

Viele Details, die ich in meiner Nervosität, Überforderung und letztendlich Erwartungshaltung überhaupt nicht registriert oder wahrgenommen hatte. Aussagen wie z. B.: „Wie die Frau X schon zu Beginn mitmarschiert ist; ... ich hätte nie gedacht, dass Herr Y selbst zu etwas greift und sich so weit nach vorne beugen kann;.... der Gesichtsausdruck und die Haltung von Frau S. habe ich noch nie so ausdrucksstark wahrgenommen, wie in dieser Stunde;... wie Herr G. sich intensiv mit dem Schwamm beschäftigt hat;... die Idee der Frau D. – großartig...!"

Regelrecht überschwemmt wurde ich mit den positiven Aktivitäts- und Emotionsbeoachtungen der Menschen, die das Geschehen aus der Außensicht verfolgt hatten.

Diese Begebenheit wurde zu einem Schlüsselerlebnis meiner motogeragogischen Arbeit.

Es führte dazu, dass ich mich eines ganz neuen Zugangs und Blickwinkels besann: Sozusagen Adleraugen und Glasfaserantennen auszufahren, um jede noch so kleine Regung oder Bewegung wahrzunehmen, diese aufzunehmen, zu spiegeln, zu moderieren und somit wertzuschätzen und den anderen Teilnehmern zur Verfügung zu stellen.

Ab der darauf folgenden Stunde stellte ich also ganz ruhig meine Frage, wer eine Idee hat, bat die Menschen, einfach auszuprobieren, was ihnen mit dem Material einfällt. Immer wieder die gleiche Frage, ein bisschen anders formuliert und immer mehr mein Mut, Zeit zu lassen, damit die Menschen ins eigenständige Tun kommen.

Oft werden Bewegungen in der Begleitung der Zielgruppe der Menschen mit Demenz unbewusst gemacht, denn wenn der Mensch etwas in Händen hält, HANDelt er meistens automatisch auch damit.

Diese reflexartige Reaktion ist die Grundlage, die Teilnehmenden in bewusstes, eigenes Tun zu begleiten.

Folgende Szene

Frau K. hält ein Wollknäuel in den Händen und stempelt damit ihren Oberschenkel - ihr Blick ist dabei abwesend; ich sehe diese Bewegung und spreche Frau K. persönlich an: „Ich sehe, Frau K., Sie stempeln Ihren Oberschenkel mit dem Knäuel - eine gute Idee - da spüren Sie ihn in der Hand und am Bein!" Gleichzeitig mache auch ich diese Bewegung. Frau K. sieht mich zuerst leicht verwirrt an, dann betrachtet sie ihren Schenkel, das Knäuel und die Bewegung, sieht wieder mich an, lächelt und macht darauf hin diese Bewegung bewusst. Einige andere sehen Frau K.s Idee bei mir, hören dazu meine Worte und greifen diese Idee auf – sie kommen somit auch ins Tun. Kurz darauf entdecke ich, dass Herr L. sein Knäuel mit einer Hand zusammendrückt und wiederhole das Prozedere.

Tätigkeit für Tätigkeit, von Stunde zu Stunde mehr, ist zu spüren, dass bei den Teilnehmenden ein Bewusstsein wächst, dass alles, was sie hier selbst tun, gesehen und wertgeschätzt wird und es wächst somit von Woche zu Woche die Eigentätigkeit und die Fähigkeit, sich bewusst mit dem Mitgebrachten auseinanderzusetzen.

Solange ich beobachte, dass die Menschen an einer von mir formulierten Anregung dranbleiben, lasse ich sie tun, merke ich, es flaut ab, erschöpft sich, gebe ich einen neuen Impuls in den Kreis, z. B.: „Gibt es Möglichkeiten, das Knäuel nur mit Beinen oder Füßen zu bewegen? Oder: „Kann das Knäuel fliegen?"

Den eingangs erwähnten Symptomen der Demenz wie Unruhe, Aggression, ständiges Schimpfen, Wimmern, Schreien, Dinge und Möbel verrücken und ähnliche Erscheinungsformen, die mit viel Bewegung zu tun haben, kann mit motogeragogischen Angeboten gut Rechnung getragen werden. Die Teilnehmer, die dies benötigen, können in den Stunden ablassen, „sich austoben", dem Bewegungsdrang nachkommen. Startet ein Teilnehmer mit solchen Unruhezuständen in der Gruppe, bedeutet dies, dass er, immer, wenn er wieder aufsteht, wegläuft, wiederkommt, eingeladen wird, im Kreis seine Runde zu drehen; dass ich als „Kampfpartnerin" zur Verfügung stehe, wenn es um Anregungen zu Kraft-/Zug-/Druckerleben geht. Einheit um Einheit ist zu merken, dass der Betreffende länger im Kreis bleibt, dass „Schimpfer" sich intensive Körperimpulse mit dem Material geben und die Äußerungen während der Stunde bald kaum mehr zu hören sind.

Je regelmäßiger und länger Menschen teilnehmen, desto mehr kann der Nachhaltigkeitseffekt spürbar werden. Rückmeldungen wie: „Stellen Sie sich vor, Herr M., den wir schon seit Jahren füttern müssen, greift neuerdings nach der Motogeragogik wieder selbst zum Löffel!" oder: „Frau P. ist auffallend ruhiger und ausgeglichener nach Ihren Stunden – mittlerweile oft bis in den nächsten Tag hinein!"

Es ist auch nach vielen Jahren, und vielen Gruppen mit Menschen mit Demenz, die ich im Laufe der vergangenen 10 Jahre begleiten durfte und darf, von Mal zu Mal faszinierend und unglaublich bewegend, wie sehr gerade Menschen, die durch diese Erkrankung fast bewegungs- und regungslos geworden sind, über das Medium Bewegung erreicht, geweckt und so positiv unterstützt werden können.

Die Devise: „weniger ist mehr", das Zeitlassen, viel Empathie, sehen und wertschätzen von kleinsten Regungen und Bewegungen sind Grundpfeiler positiver Erfahrungen in der psychomotorischen Entwicklungsbegleitung von Menschen mit Demenz.

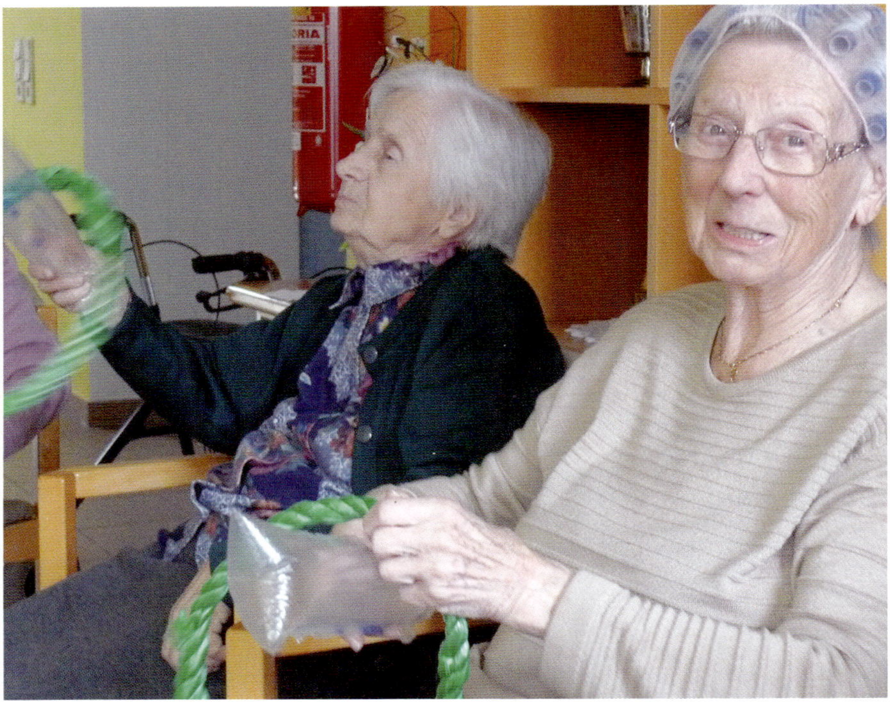

Freude am Tun

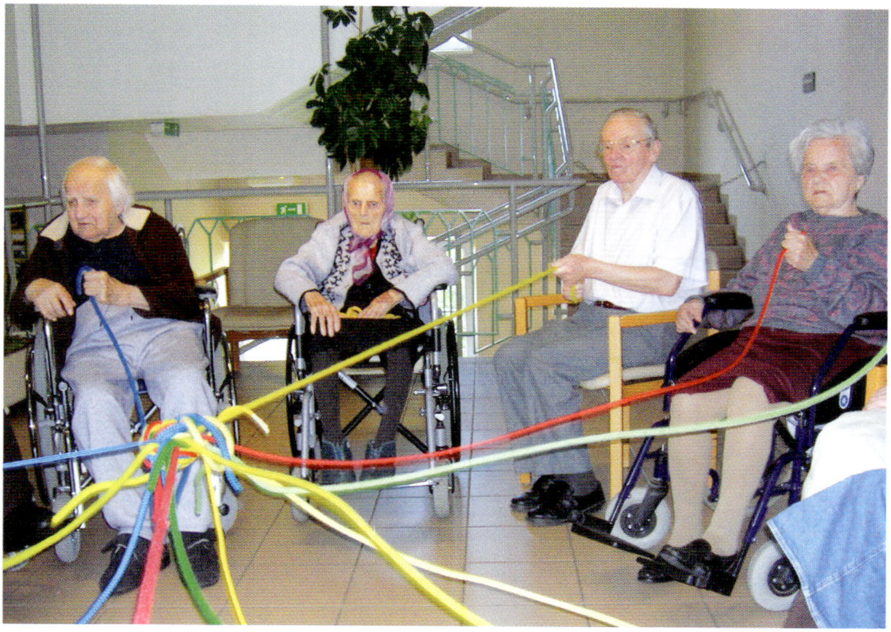

Miteinander

7

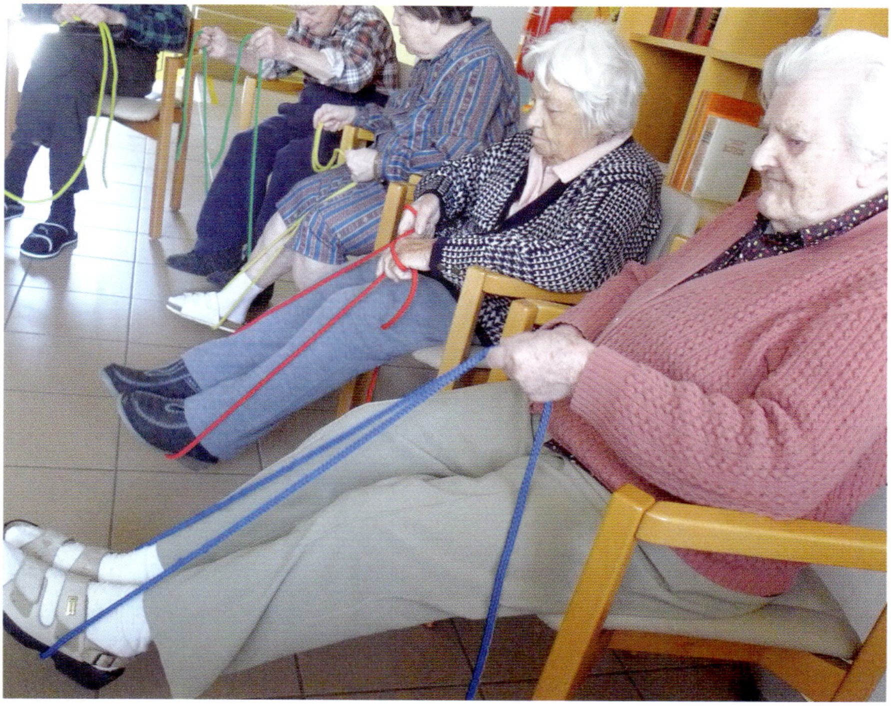

Den eigenen Körper (wieder) spüren

Anhang

1 LITERATUR

Die Literaturliste sieht merkwürdig aus.

Dieses Buch ist nämlich ein „Erfahrungsbuch": das Ergebnis jahrzehntelanger Beschäftigung mit dieser Thematik, zahlreicher Veröffentlichungen und unzähliger praktischer Stunden.

Der theoretische Teil ist inspiriert von meinen anderen Büchern (dort ist auch die jeweils verwendete Literatur zu finden).

Der praktische Teil ist im Kopf meiner Kollegin entstanden – eigene Ideen, entwickelt und erprobt in Wiener Pflegeheimen.

Die Grundstruktur der motogeragogischen Einheiten wurde von vaLeo-Psychomotorische Entwicklungsbegleitung GmbH, Graz, entwickelt und ist angelehnt an die Unterlagen zur vaLeo-Zusatzqualifiation Motogeragogik.

Motogeragogik – Psychomotorik im Alter

Die Anfänge

Eisenburger, M. (1990). *Bewegungsarbeit mit älteren und alten Menschen.* Reihe Motorik; Bd. 10. Schorndorf: Hofmann.

Eisenburger, M. (1990). *Praxis der Bewegungsarbeit mit Älteren. Reihe Motorik*; Bd. 11, Schorndorf: Hofmann, 1991.

Die Weiterentwicklung

Eisenburger, M. (2004). Psychomotorik im Alter. In H. Köckenberger & R. Hammer, *Psychomotorik – Ansätze und Arbeitsfelder (S. 531-571). Ein Lehrbuch.* Dortmund: verlag modernes Lernen.

Eisenburger, M. (2005). *„Zuerst muss die Seele bewegt werden." Psychomotorik im Pflegeheim. Ein theoriegeleitetes Praxisbuch.* Dortmund: verlag modernes Lernen.

Eisenburger, M., Gstöttner, E. & Zak, Th. (2008). *In Bewegungsrunden aktivieren.* Hannover: Vincentz.

Der neue Schwerpunkt

Eisenburger, M. (2002). „Ich versteh die Welt nicht mehr ..." Psychomotorik in der Arbeit mit demenzkranken Menschen. *Zeitschrift Praxis der Psychomotorik,* Dortmund, *27*, 3, 2002, 167-172.

Eisenburger, M. (2012). *Demenz verstehen. Bewegung baut Brücken.* Hannover: Vincentz.

Informationen über Seminare und Kurse sowie Videozusammenschnitte zu diesem Thema finden Sie auf

www.demenz-bewegen.org

Anhang

2 BILDNACHWEIS

Bilder im Innenteil: Thesi Zak, Ronald Zak

Dank an die Bewohner/innen des NÖ Landespflegeheims „Maragretaheim"/Wolkersdorf und des „Häuser zum Leben"/Pensionistenwohnheims Jedlersdorf in 1210 Wien für die Bereitschaft, sich im bewegten Tun fotografieren zu lassen sowie an Dr. Helga und Dr. Herwig Obrecht, die für Einzelfotos zu Verfügung standen.

Covergestaltung: Claudia Lo Cicero

Satz: Claudia Lo Cicero

Coverfoto: © Thinkstock/iStockphoto/Fluid Illusion